HYGIÈNE

DES COLLÉGES

COMPRENANT L'HISTOIRE MÉDICALE DU COLLÉGE
ROYAL DE LYON.

OUVRAGES DU MÊME AUTEUR.

HISTOIRE TOPOGRAPHIQUE ET MÉDICALE DU GRAND HOTEL-DIEU DE LYON, dans laquelle sont traitées la plupart des questions qui se rattachent à l'organisation des hôpitaux en général, 1 vol. grand in-8. Lyon, 1842.

LOISIRS MÉDICAUX ET LITTÉRAIRES, recueil d'éloges historiques, de relations médicales de voyages, d'annotations diverses, etc., documents pour servir à l'histoire de Lyon, 1 vol. in-8. Lyon, 1844.

OBSERVATIONS SUR LES MALADIES AUXQUELLES SONT SUJETS LES OUVRIÉRS EMPLOYÉS A LA MANUFACTURE DES TABACS A LYON, brochure in-8. Lyon, 1828.

DEL GRIPPE CHE PERCORSE LA FRANCIA NEL 1837, studiato durante il suo passagio per Lione du Pointe, (traduzione con annotazioni del dott. coll. Bonino). Torino, 1839.

HYGIÈNE

DES COLLÉGES

COMPRENANT

**L'HISTOIRE MÉDICALE DU COLLÉGE ROYAL
DE LYON,**

PAR J. P. POINTE,

CHEVALIER DE LA LÉGION-D'HONNEUR, PROFESSEUR DE CLINIQUE,
MEMBRE-CORRESPONDANT DE L'ACADÉMIE ROYALE DE MÉDECINE DE PARIS,

**MÉDECIN DU COLLÉGE ROYAL
DE LYON, ETC.**

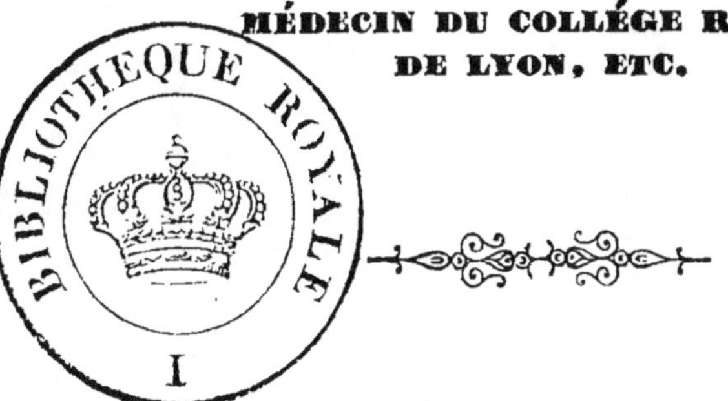

A PARIS,

J.-B. BAILLIÈRE, LIBRAIRE,

rue de l'École de Médecine, 17.

LYON,

CH. SAVY JEUNE, LIBRAIRE-ÉDITEUR,

Place Louis-le-Grand, 14.

1846.

PRÉFACE.

I.

Avant la Révolution, la durée moyenne de la vie en France était, suivant Duvillard, de *vingt-trois ans neuf mois* ; et aujourd'hui elle s'élève au chiffre de *trente-trois ans*. Une augmentation aussi considérable et d'un aussi grand intérêt, doit évidemment être attribuée, en majeure partie du moins, aux immenses progrès de cette branche importante des sciences médicales, que l'on nomme HYGIÈNE, et à l'observation plus exacte de ses lois.

Il est essentiel de remarquer que cette augmentation dans la durée moyenne de la vie, est due surtout aux soins hygiéniques dont on entoure la jeunesse, c'est-à-dire l'homme à l'âge pendant lequel se passent les plus saillants phénomènes de l'organisation et de l'accroissement.

II.

Malgré les rapides développements qu'a pris l'hygiène depuis l'époque, assez rap-

prochée, où nos rivières étaient mal en-
diguées, quand elles l'étaient, où nos rues
n'étaient ni pavées ni éclairées, où les
fosses d'aisance n'existaient pas, où l'u-
sage des chemises commençait à peine à
se propager dans les classes inférieures;
malgré ces progrès, dis-je, il en reste beaucoup à faire; or la durée moyenne de la
vie, en ayant reçu un notable accroissement, nul doute que l'homme n'ait à gagner beaucoup encore en longévité par
les progrès à venir.

III.

L'hygiène spéciale des établissements
consacrés à l'enfance et à la jeunesse mé-

viij

rite donc de fixer tout particulièrement
l'attention des hommes de l'art; et cette
considération, jointe à ma position personnelle, en qualité de médecin d'un des
premiers colléges du royaume, m'a déterminé à publier sur ce sujet le résultat
de plusieurs années d'étude et d'observations.

IV.

Les meilleures choses ont leurs détrac-
teurs; j'entends déjà blâmer les soins
dont on entoure aujourd'hui les jeunes
gens sous le rapport de l'entretien de la
santé. De notre temps, dit-on, l'on prenait moins de précautions pour le jeune

âge, on ne faisait pas de si grands frais pour nous garantir de l'humidité et du froid; nos aliments n'étaient pas si recherchés, si choisis , etc. Je réponds : Croyez-vous que si notre génération avait été mieux traitée au point de vue hygiénique, elle ne serait pas mieux partagée pour la santé et les forces? C'est une grande erreur, certes, de penser que l'on peut favoriser le développement des organes, en soumettant l'homme, avant le temps, à des épreuves et à des privations qui gênent la vie et en arrêtent l'essor. Quelques philosophes, qui ont soutenu cette thèse facile, se sont étrangement trompés.

On s'est beaucoup occupé, dans ces derniers temps surtout, des moyens de perfectionner certaines races d'animaux domestiques, et les résultats de l'expérience viennent démontrer chaque jour qu'à cet égard on ne s'est point livré à de vaines théories. Pourquoi donc ne ferait-on pas pour l'homme ce que l'on fait pour les animaux? et les résultats d'une telle amélioration ne seraient-ils pas mille fois plus importants?

V.

Une histoire complète du *Collége royal de Lyon*, ce qui avait été ma première pensée, eût exigé un long travail, et n'aurait été ni bien utile, ni bien instructive pour le lecteur. Tout le monde sait en effet que , sous le rapport de la force des études , ce collége ne le cède à aucun autre , et peut rivaliser même avec ceux de la capitale. C'est un fait généralement reconnu et constaté chaque année par les propres aveux des inspecteurs généraux de l'Université, mieux à portée et plus capables que personne de juger le mérite absolu et relatif des établissements consacrés à l'instruction.

Etudié sous le rapport moral , notre collége est l'un de ceux où l'on voit le plus rarement de ces troubles, de ces mouvements qui attestent l'insubordination; une discipline assez sévère, une surveillance active, incessante, l'emploi des heures , toutes remplies par des occupations variées, expliquent suffisamment cet heureux état moral de notre collége.

VI.

Ainsi, jugeant convenable de traiter seulement un des points de cette histoire, j'ai du donner la préférence à celui qui m'a paru le plus propre à intéresser les pères de famille, celui sur lequel j'ai pensé qu'il y avait quelque chose à leur apprendre ; je me suis donc décidé à étudier notre collége sous le rapport des conditions hygiéniques qu'il présente, point de vue sous lequel il n'a jamais été envisagé d'une manière spéciale.

VII.

Une autre considération encore m'a déterminé à envisager mon sujet sous cette
face : un semblable examen , fait dans le
but principal de mettre les conditions hygiéniques en évidence, ne pouvant se réa-
liser sans une investigation sévère et ap-
profondie de toutes les questions qui s'y
rapportent, il en résulte de toute nécessité
qu'un tel travail deviendra l'équivalent
d'un traité d'hygiène des colléges, et d'un
traité d'autant plus important même qu'il
aura pour objet d'application un établissement plus considérable. C'est ce qui tend
à expliquer et à justifier la première par-

xiv

tie du titre de ce livre : HYGIÈNE DES COL-
LÉGES.

VIII.

Les imperfections plus ou moins nombreuses qui se rencontrent dans un établissement quelconque, ne sont pas du
tout un obstacle à ce qu'on le prenne pour
texte d'un pareil ouvrage. Les occasions
de critique que peut fournir un établissement de ce genre n'empêchent pas, ce me
semble, de traiter d'une manière complète toutes les questions d'hygiène qui
s'y rattachent, soit en désapprouvant ce
qui est mal, et faisant connaître ce qu'il

y aurait de mieux à faire, soit en indiquant pour modèle ce qui est bien.

IX.

Mon livre ne portant en très grande partie que sur des dispositions matérielles, sera, me dira-t-on peut-être, d'un intérêt fort secondaire. Ce serait là une étrange erreur, et notre siècle, qui attache une grande importance aux progrès de cette nature, n'est pas un siècle ignorant des meilleures voies, des voies les plus propres à conduire au bien; or, toutes les dispositions matérielles destinées à faciliter la séparation des élèves, à leur donner un air pur, à entretenir autour d'eux la propreté et la chaleur, à les mettre, en un mot, dans les conditions les plus favorables, ont pour résultat l'accroissement et le développement des forces.

Or la santé et la force du corps, conséquemment une plus grande énergie dans les organes, étant des conditions en l'absence desquelles tout travail, soit de l'esprit soit du corps, est difficile et peu fructueux, on en doit conclure que toutes les conditions matérielles qui tendent à ce but sont d'un intérêt majeur, et dignes d'éveiller, comme elles le font, la sollicitude des hommes chargés de l'administration des établissements consacrés à la jeunesse.

Enfin l'on verra que parmi les nombreux agents hygiéniques que j'aurai à examiner, il en est aussi quelques-uns et ce ne sont pas les moins importants, qui sont essentiellement moraux par leur nature comme par leur action et leurs résultats.

X.

En écrivant cet ouvrage, mon intention a donc été de faire connaître, dans leur état actuel, les mesures hygiéniques de toute espèce dont on entoure les élèves du collége royal de Lyon ; d'en faire ressortir les heureux résultats dans le compte-rendu du service médical par lequel je terminerai cette première partie ;

puis, en passant en revue tous les départements dont se compose ce collége, de traiter particulièrement chacune des questions hygiéniques qui s'y rattachent.

XI.

Il ne manque certes pas de livres qui traitent de l'éducation physique et morale de la jeunesse ; ce qui manque, ce sont les livres qui se font lire ; et telle est peut-être la cause qui retarde la marche progressive de cette éducation.

Les médecins aussi ont publié de bons ouvrages sur ce sujet, mais on les lit peu ; les uns, parce que trop volumineux, ils effraient le public, qui n'a ni le temps, ni la patience de les étudier ; les autres , parce qu'ils sont écrits en termes scientifiques abstraits qui ne sont pas intelligibles pour tout le monde , et qui rebutent par cela même ; d'autres encore , parce qu'on ne les comprend que trop, et qu'ils peuvent devenir une lecture funeste à l'innocence. Il en est enfin qui sont dépourvus de ce charme de style, qui seul peut assurer l'existence d'un livre quelconque, même d'un livre de science. L'éloquence de J.-J. Rousseau a plus fait pour la réforme de quelques abus dont l'enfance avait surtout à souffrir, que ne l'ont fait des ouvrages plus vrais, plus complets, plus justes sous d'autres rapports , mais auxquels le style avait manqué. Tant la vérité elle-même a besoin d'une forme vive et saisissante pour donner *des ordres*, comme disait Buffon en parlant de quelques préceptes de Jean-Jacques, et vivre dans la mémoire des hommes.

Quant à moi, qui n'ai pas l'orgueil de me croire doué de ces précieuses qualités où un ouvrage puise son éclat et sa vie, mais qui ne désire pas moins avoir des lecteurs, parce que les pensées que j'ai émises ne me semblent pas sans utilité, je me suis appliqué à être court, afin de ne pas effrayer; à être clair, afin d'être parfaitement compris; à être chaste dans mes paroles, afin de pouvoir être lu par tout le monde. Enfin, pour atteindre plus sûrement mon but, j'ai adopté la forme de l'histoire qui m'a paru devoir faire rechercher mon livre, ne fût-ce que dans l'espoir d'y trouver un peu de critique, toujours si favorablement accueillie par la malice naturelle à l'esprit humain.

HYGIÈNE DES COLLÉGES

COMPRENANT

L'HISTOIRE MÉDICALE DU COLLÉGE ROYAL

De Lyon.

Avant de tracer son plan de campagne, le général d'armée étudie le terrain sur lequel il se propose d'attirer l'ennemi pour lui livrer bataille. De même le médecin d'hôpital, qui entreprend un traité de médecine pratique, s'attache d'abord à la description de l'établissement dans lequel il a recueilli les observations qui sont la base fondamentale de son ouvrage. Ainsi, moi qui ai pour objet d'examiner les conditions hygiéniques qu'il importe de rencontrer dans les colléges, je dois commencer par faire connaître dans ses dispositions intérieures, comme dans sa topographie générale, le Collége royal de Lyon, théâtre sur lequel j'ai plus particulièrement étudié les conséquences de ces dispositions.

Il convient, toutefois, avant d'entrer en matière, d'émettre d'abord quelques idées sur les motifs qui peuvent déterminer à donner la préférence à la ville sur la campagne, ou à la campagne sur la ville, pour la situation d'un collége.

C'est une opinion universellement reçue, on peut le dire, que l'agglomération des individus dans les grandes villes affaiblit les constitutions, multiplie les maladies et élève considérablement le chiffre de la mortalité, tandis que les constitutions se fortifient, que la santé s'améliore et que la mortalité diminue dans les campagnes, où les hommes vivent presque disséminés. La conclusion directe de ce fait, s'il n'était point susceptible de contradiction, serait assurément que, dans l'intérêt de sa longévité, l'homme ne devrait jamais habiter que la campagne, et que, surtout pendant la période d'accroissement, il faudrait toujours le tenir éloigné des villes.

Que l'on me permette quelques réflexions à ce sujet :

Oui, les populations des grandes cités, dans les conditions où elles se trouvent aujourd'hui, se détruisent par le fait même de leur agglomération, et ces grandes cités cesseraient bientôt de l'être, si les habitants des campagnes ne venaient chaque jour remplir les vides qu'y laissent les morts prématurées. Mais tirer de cette vérité, que je reconnais incontestable, la conclusion que l'existence de tous doit être infailliblement abrégée dans les villes populeuses, voilà où git l'erreur évidente. Les exemples, encore assez nombreux, de longévité qu'elles fournissent sont là pour établir la preuve de l'inexactitude d'un tel raisonnement, et ces exemples n'ont rien même qui doive étonner.

En effet, qui rend le séjour des grandes villes aussi pernicieux pour le plus grand nombre? C'est l'inobservation des règles de l'hygiène, c'est le défaut d'air, alors que les habitants d'un établissement public, ou même d'un domicile particulier, y sont trop resserrés pour avoir à leur disposition la quantité reconnue nécessaire de cet indispensable élément : or, cette quantité nécessaire n'est pas si grande qu'on ne puisse aisément l'assurer à tous et à chacun des habitants d'une grande ville, quelque forte que soit sa population. Ce qui rend pernicieux un tel séjour, c'est l'influence réciproque et funeste de nos exhalaisons, alors que nous ne vivons pas à certaine distance les uns des autres, c'est le libertinage, c'est la débauche qui ruine l'organisme en attaquant directement l'agent le plus essentiel de la vie, le système nerveux ; c'est une alimentation malsaine, résultant quelquefois de la cupidité du vendeur, qui falsifie les aliments, souvent de la misère de l'acheteur, qui se borne à une mauvaise nourriture donnée à vil prix, et presque toujours de l'altération plus ou moins forte que tel ou tel aliment subit avant de parvenir sur la table du consommateur.

A ces causes de la dépopulation des grandes villes, je pourrais en ajouter bon nombre, et, entr'autres, celles qui naissent quelquefois de leur situation même, du voisinage de divers éléments d'insalubrité, de la mauvaise disposition de leurs rues, mal percées, mal pavées, etc. Mais ne suffit-il pas de l'énumération que je viens de faire, pour démontrer d'abord que la plupart de ces causes de mortalité sont de nature à être détruites par les soins de l'administration, et ensuite qu'un établissement bien organisé peut parfaitement être créé dans ces grandes villes, même avec les conditions où elles se trou-

vent aujourd'hui , et y être à l'abri de
toutes malignes influences : rien de plus
simple que de le prouver.

Si , un jour de fête , vous examinez
dans nos promenades publiques la population lyonnaise , à coup sûr vous vous
en ferez une fort mauvaise idée. Mais de
quels individus se composent alors en
très grande partie les masses qui circulent
sous vos yeux ? D'ouvriers en soie (car ,
dans notre ville , les trois quarts au moins
de la classe ouvrière sont adonnés à
ce genre d'industrie), et de petits marchands habitant pour la plupart nos plus
étroites rues; presque toutes les personnes
aisées , et à plus forte raison les personnes opulentes, étant, dans ces beaux jours,
disséminées dans les agréables villas
dont nous sommes si richement entourés.

C'est donc la classe nombreuse des ouvriers en soie qui domine dans les endroits publics; c'est, pour ainsi dire, la
seule qui frappe les regards. Or, cette

classe, qui est le principal et le plus efficace
instrument de notre splendeur commerciale, a malheureusement un aspect ché-
tif et misérable, qu'elle doit bien plus à
la nature de sa profession qu'à son séjour
dans une grande ville. Une vie renfermée
et sédentaire, un travail produisant peu
et obligeant celui qui l'exerce à se mal
loger, à se nourrir mal, telles sont les véritables causes de sa *chétiveté*.

Examinez, au contraire, les classes
riches, les autres classes d'artisans surtout, et, pour cela, allez les chercher
dans les lieux où ils se réunissent, sur
nos ports, dans les ateliers de charpen-
tiers, de menuisiers, de serruriers, de
chapeliers, etc., et vous jugerez de la
différence !

De ce que je viens de dire on peut conclure, ce me semble, que, dans une
grande ville, un établissement dont le
personnel est nombreux, quelle que soit
d'ailleurs sa destination, peut, si les règles

de l'hygiène y sont bien observées, renfermer toutes les conditions désirables de salubrité; que sa population jouira par conséquent des plus heureuses chances sous le rapport de l'état sanitaire et de la longévité même; et que, s'il s'agit d'un collége, il y sera mieux qu'ailleurs, parce qu'indépendamment de ce qu'il peut y être à l'abri de toutes les influences pernicieuses dont j'ai parlé, il aura encore l'immense avantage d'être à portée des ressources de tous genres, qui ne se trouvent que là, des musées, des collections scientifiques et autres; il aura surtout celui de tenir la plupart des élèves plus rapprochés de leurs parents, et de conserver ainsi dans leur intégrité toutes les affections de familles dont il découle tant de bien, et auxquelles un trop grand éloignement pourrait quelquefois porter une funeste atteinte.

Sur un terrain ayant une superficie de 9,600 mètres carrés, situé le long de la rive droite du Rhône, à peu près au centre de Lyon et des communes suburbaines, s'élève une masse de constructions dans lesquelles sont placés le Collége royal, plusieurs Facultés, l'Académie et la plus importante des bibliothèques de la ville. Quelques uns des rez-de-chaussée sont occupés par des marchands, qui en paient le loyer à la caisse municipale, et par la justice de paix du troisième arrondissement. — Ce dernier local fut, dans le temps, cédé par le collége, seulement pour quelques mois, et jusqu'à ce que l'on eût trouvé un autre emplacement à l'auditoire.

L'origine de ces bâtiments et leur destination à l'enseignement remontent à l'année 1519. A cette époque, une association pieuse, la Confrérie de la Trinité, fit, à l'aide des contributions volontaires de ses membres, l'acquisition du sol et y fonda une école particulière , qui ne tarda pas de prospérer.

En 1527 , cette école privée fut rendue publique par le Consulat , et conserva néanmoins le nom de *Collége de la Trinité*. Depuis lors , sauf un laps de temps assez court pendant lequel , sous le règne de la terreur de 1793, ces bâtiments furent transformés en caserne, ils n'ont cessé d'être consacrés à l'enseignement. Les professeurs furent tantôt laïques et tantôt religieux ; *laïques* d'abord sous le Consulat, de 1527 à 1564, et de 1594 à 1604 ; *religieux* ensuite sous la même administration supérieure ; savoir : jésuites depuis 1565 jusqu'à 1594, et depuis 1604 jusqu'à 1763 ; oratoriens depuis cette même année jusqu'à la révolution de 1789 ; puis ils redevinrent *laïques* sous les divers gouvernements qui se sont succédé en France depuis 1800 jusqu'à ce jour.

Une question de propriété, touchant les bâtiments du collége , a été dans ces derniers temps soulevée par la ville, mais, je dois m'empresser de le reconnaître, une telle réclamation n'avait pour but que de faire reconnaître un droit, et nullement d'enlever ni même de réduire les locaux nécessaires à l'établissement qui les occupe. J'abandonne à MM. les jurisconsultes cette question, qui n'a pas été résolue, et qui n'a, d'ailleurs, aucun rapport au sujet que je traite. Ce qui rentre dans ce sujet, et ce qui n'a pas été contesté, c'est que le collége fut primitivement créé pour la destination qu'il remplit, et qu'il n'en eut jamais d'autre, si ce n'est durant quelques moments d'une époque désastreuse dont le gouvernement ni la ville ne voudraient revendiquer l'héritage.

Si, en d'autres temps, quelques parties des rez-de-chaussée ont reçu une affectation étrangère à l'instruction, ce fut un exemple donné d'abord par les Oratoriens, qui avaient peu d'élèves, et dont la conduite en ceci pouvait être justifiée par

l'inutilité des locaux qu'ils abandon-
naient. Au surplus, le produit qu'ils en
retiraient entrait dans la caisse du collége
dont il couvrait d'autant les dépenses.

Plus tard, sous l'empire, alors que le
besoin d'emplacement commençait à se
faire sentir, la ville suivit malheureusement l'exemple des Oratoriens, mais avec
cette différence que les revenus des ma-
gasins qu'elle louait, au lieu d'être versés
dans la caisse du collége, l'étaient dans
celle de la commune et se confondaient
avec ses autres recettes.

Depuis lors, le gouvernement nous a
accordé des Facultés, et l'autorité municipale les a installées dans ces bâtiments;
en même temps le nombre des élèves
a continué de s'accroître, parce que, l'enseignement, devenant meilleur de jour
en jour, inspire de plus en plus de confiance aux familles. L'espace se rétrécis-
sait donc à mesure qu'il devenait plus
indispensable.

Instruit de cet état de choses, et voulant satisfaire aux besoins de l'établissement, le grand-maître de l'Université arrêta qu'à l'avenir les professeurs et certains autres fonctionnaires prendraient leur domicile en ville. Quelques-uns de ceux qui se trouvaient alors dans la maison, reçurent une indemnité sur les fonds du collége, et en sortirent immédiatement. De son côté, l'administration municipale, reconnaissant aussi les mêmes besoins, fit l'abandon de quelques-uns des locaux qu'elle louait, notamment de la cour dite *des Meûniers*, qui sert maintenant de lieu de récréation ; et cette concession a été, depuis, suivie de plusieurs autres. Eh bien ! malgré ces sacrifices, qui ne furent pas tous sans inconvénients, les Facultés ne trouvent encore dans ces bâtiments qu'une place insuffisante, et le collége, attendu l'accroissement de son personnel, gagnerait beaucoup à la jouissance de nouveaux locaux, que la ville lui concèdera sans doute dès qu'elle en aura apprécié la nécessité.

Un quadrilatère allongé, occupant près d'un hectare , constitue donc l'espace sur lequel ont été élevés à diverses époques , et surtout depuis 1607, les bâtiments aujourd'hui existants. S'ils étaient uniquement dévolus à l'enseignement secondaire, ils suffiraient certes , et largement, pour établir l'un des plus beaux colléges de France, en état de recevoir, avec toutes les dépendances nécessaires, environ 300 internes et 400 externes. Ce chiffre total de 700 élèves (1), ne devrait peut-être jamais être dépassé, surtout pour les internes. Eviter les trop grandes agglomérations d'individus est une des premières conditions de salubrité , et , dans un établissement de ce genre, la direction devant être exercée par un seul chef, pourrait devenir

(1) Il s'élève aujourd'hui à 305 internes et à 495 externes.

difficile avec un personnel plus nombreux.

On se récriera sans doute contre une proposition qui a pour but de consacrer au collége seul des constructions d'une aussi grande valeur; ce serait, m'a-t-on objecté déjà, une dépense beaucoup trop forte pour la ville, qui doit veiller à tous les intérêts, et qui chaque jour est en butte à de nouvelles réclamations de la part des administrations particulières, lesquelles prétendent toutes, suivant leur importance, avoir les mêmes droits aux libéralités municipales. J'en conviens, les dépenses qu'entraînerait le sacrifice dont il s'agit, seraient grandes; mais je le demande non-seulement aux pères de famille, je le demande encore à tout homme réfléchi, qui a un peu de patriotisme dans le cœur : les dépenses ayant pour objet de faire de nos enfants des hommes qui soient un jour la force et l'honneur du pays, ne doivent-elles pas être mises en première ligne, et ne réclament-elles pas, en conséquence, les premiers et les plus grands sacrifices?

Au reste, tels qu'ils sont, les emplacements occupés par le collége suffisent pour assurer aux élèves l'espace nécessaire comme condition de salubrité, et si l'ordonnance intérieure laisse quelque chose à désirer sous le rapport de l'enseignement, si plus d'espace encore est jugé utile à cet égard, je ferai remarquer que ces vices de distribution n'ont le plus souvent d'inconvénients que pour les fonctionnaires chargés de la direction, de l'administration et du service de l'établissement, leurs devoirs devenant plus pénibles à remplir en raison des distances plus longues qu'ils ont à parcourir. Quant aux autres services, ils gagneraient, sans contredit, à être logés d'une façon plus vaste, mais tels qu'ils sont, ils peuvent, à la rigueur, remplir leur destination.

Je ferai observer, en outre, que dans l'ensemble de ces diverses constructions,

qui ne paraissent pas avoir été primitivement faites avec la pensée qu'elles rece-
vraient toutes la même destination, jamais,
cependant, on n'est obligé, pour aller
d'un endroit à l'autre, de traverser des
passages découverts. Cette disposition est
des plus essentielles.

Quant aux conditions de salubrité
considérées en général ; quant à celles qui
doivent être favorables à un bon enseignement, à un enseignement de collége bien
entendu et bien complet, les bâtiments actuels sont dans un état qui promet tout le
nécessaire. C'est ce que prouveront, relativement à la salubrité, d'abord la description graphique des locaux consacrés aux
élèves, et ensuite le compte-rendu du
service médical du collége, travail par
lequel je terminerai. C'est ce qui, relativement à l'instruction, serait facile à
prouver aussi par les succès d'un grand
nombre d'élèves, dans les diverses car-
rières qu'ils sont appelés à parcourir.

Il n'y avait anciennement que très peu de moyens de communication entre les bâtiments situés au nord et ceux situés au midi du périmètre occupé par le collége. Peut-être alors les constructions furent-elles ainsi disposées parce qu'il ne devait recevoir que des externes ; et l'on conçoit que, pour une telle destination, un côté pouvait être uniquement consacré aux classes, tandis que l'autre était une sorte de couvent dans lequel habitaient les religieux chargés de l'enseignement. Or, ce couvent devait être parfaitement séparé de toutes les dépendances du collége, et uniquement réservé au logement et aux exercices de piété des Jésuites ou des Oratoriens. Une seule voie de communication leur suffisait alors pour se rendre auprès des élèves ; et c'est en effet ce qui existait ; mais quand le nombre de ceux-ci s'est accru, quand on a admis des internes, enfin quand l'établissement a été confié à des laïques, ses propres besoins et les exigences des professeurs se sont également agrandis et ont changé de nature. De sorte qu'il a fallu, entre autres choses, multiplier les moyens de communication d'un bâtiment à l'autre. L'église, qui les séparait, et le vaisseau de la Bibliothèque présentaient des obstacles difficiles à surmonter. On y est cependant parvenu en établissant deux nouveaux passages, consistant, l'un en un corridor pris sur l'église, et l'autre en une galerie en forme de pont jetée sur la rue Ménestrier.

L'ensemble de ces bâtiments offre à l'est l'une de ses plus longues façades, laquelle n'est séparée du Rhône que par un quai, qui, la berge comprise, a trente-sept mètres de largeur, espace qui suffit on ne peut mieux pour donner à la maison tous les avantages du voisinage d'un fleuve sans qu'elle en ressente les inconvénients. Ces avantages sont : l'abondance des eaux, condition indispensable de tout grand établissement ; assez d'éloignement du fleuve pour qu'il n'ait point à en subir l'humidité ; enfin une aération favorisée par le rapide courant des eaux, qui permet moins longtemps qu'ailleurs la stagnation des brouillards et des exhalaisons émanées des habitations voisines.

A l'ouest, règne une façade aussi longue que celle de l'est ; pour les trois quarts de son étendue, elle prend ses jours sur une place, et, pour le surplus, sur la rue Treize-Pas.

Au nord et au sud, les bâtiments sont bornés par deux rues, étroites il est vrai, mais dont l'élargissement aura lieu suivant des plans arrêtés.

Enfin, dans la direction de l'est à l'ouest, que suivent les rues Pas-Étroit et Gentil, dont je viens de parler, existe un passage, nommé rue Ménestrier, qui traverse l'édifice en prolongement de la rue Neuve. Ce passage est couvert sur plusieurs points, et à une assez grande élévation, par deux corps de bâtiment et par un pont en galerie , qui établissent les communications déjà mentionnées entre les constructions situées au midi et celles beaucoup plus étendues qui se trouvent au nord.

Malgré l'élargissement que ces rues laissent encore à désirer, on ne saurait disconvenir que, généralement, ces dispositions topographiques satisfont d'une manière assez complète aux exigences de l'hygiène, en ce qui concerne la salubrité de l'établissement considérée dans son ensemble. L'île qu'il forme est, sous ce rapport, une disposition très avantageuse , qui favorise la circulation de l'air. De quelque côté que le vent souffle , il trouve dans sa direction quelqu'une de ces rues qui circonscrivent les bâtiments ; la ventilation s'opère donc sur toutes leurs faces, et disperse continuellement les exhalaisons qui s'en échappent. Le grand et magnifique bassin du Rhône établit au devant un vaste réservoir de l'air le plus pur qu'il soit possible de respirer à Lyon ; le courant rapide du fleuve et des colonnes d'air qui le suivent, entraîne aussi avec rapidité les émanations délétères, et, plus vite que partout ailleurs, les brouillards qui tombent sur la ville pendant l'automne et l'hiver ; enfin cette sorte de chemin de ronde que forment autour de ces bâtiments les rues et le quai, réunit plusieurs avantages : il rend la surveillance plus facile, et deviendrait, le cas échéant, un obstacle à ce qu'une maladie épidémique contagieuse se communiquât des maisons voisines au collége, *et vice versâ*. Un semblable isolement, considéré sous l'unique rapport de la salubrité, est donc très utile.

On vient de construire sur le Rhône, et précisément en face de la rue Ménestrier, une élégante passerelle, au moyen de laquelle on peut en quelques minutes conduire les élèves dans les vastes prairies des Brotteaux.

La situation des bâtiments dont il s'agit, étudiée au point de vue de la direction des vents, est la même que celle de la ville entière, c'est-à-dire que ceux auxquels ils sont le plus exposés sont les vents du nord, du sud et du sud-ouest; mais, comme ils soufflent rarement à Lyon avec impétuosité, leur cours étant retenu par les montagnes environnantes, il en résulte que le collége n'est soumis qu'à l'influence de vents assez forts pour y entretenir la pureté de l'air, et assez tempérés pour être sans inconvénients quant à l'état sanitaire de sa population. Pris isolément, il est en outre abrité au nord, au sud et à l'ouest, par les maisons qui l'avoisinent et dont les constructions sont au moins aussi élevées que les siennes. Quant aux vents d'est, ils se font rarement sentir à Lyon.

Un sol trop bas dans certains quartiers, une température généralement variable, et souvent humide et froide, sont sans doute les principales causes des affections catarrhales et rhumatismales qui y sont si communes. Or, je pense que la localité sur laquelle reposent les bâtiments du collége est une de celles où ces causes doivent avoir le moins d'action, d'abord parce que, ainsi que je l'ai remarqué, l'air vif du Rhône est bien propre à enlever l'humidité des airs environnants, ensuite parce que les aqueducs que l'on établit maintenant sous le sol des quais qui bordent ce fleuve, emportent plus rapidement qu'autrefois les eaux et les boues des rues voisines.

Je ne crains pas d'avancer que, dans l'intérêt de la santé des élèves, je préfère l'emplacement occupé par le collége de Lyon, à ceux qu'offriraient les montagnes qui dominent cette ville. L'air, beaucoup plus froid et beaucoup plus vif, qui règne sur ces montagnes, favorise le développement des maladies inflammatoires, des fièvres aiguës, des affections cérébrales, etc. Comme on le verra, le chiffre très peu élevé de la mortalité parmi les élèves, vient à l'appui de cette assertion.

En terminant ce que j'avais à dire de la position générale du collége, établissement qui, par sa nature, doit toujours être à distance de toute autre habitation, non seulement à cause de l'aération, qui a besoin de beaucoup d'espace, mais encore afin de rendre impossible les relations qui pourraient s'établir avec le voisinage, j'exprimerai le vœu que l'autorité municipale, qui fait tant et de si bonnes choses pour l'amélioration et l'embellissement de la cité, hâte de tout son pouvoir l'exécution des plans adoptés quant à l'élargissement des rues qui entourent le collége, ainsi que de toutes celles environnantes. Cet élargissement peut être mis au nombre des améliorations les plus urgentes, d'abord parce que ce quartier est l'un des plus peuplés, et que, par conséquent, un très grand nombre de citoyens sont intéressés à ce que ces travaux s'opèrent promptement, ensuite parce que sa salubrité importe beaucoup à celle d'un établissement où grandissent, et où grandiront sans doute durant des siècles, les générations qui doivent nous succéder.

Pour donner de la largeur à ces rues, il faudrait, de toute nécessité, en reconstruire les maisons, ce qui amènerait infailliblement dans leur population une mutation des plus désirables, des édifices neufs et pourvus du confortable actuel, ne pouvant manquer d'être habités par des gens plus riches, mieux élevés et de meilleures mœurs.

Les mesures sanitaires sont une dette de l'autorité envers les citoyens. Un de ses premiers devoirs, le premier de tous peut-être, consiste à surveiller la salubrité de tous les lieux où un grand nombre d'hommes se trouvent réunis. Elle consacre journellement, à cet effet, des sommes considérables pour les hôpitaux, les

prisons, les salles de spectacle, etc, et lorsqu'elle s'impose de tels sacrifices en faveur
d'établissements destinés aux mendiants ,
aux malfaiteurs et aux désœuvrés , ne
serait-on pas en droit de lui en demander quelques uns en faveur des établissements dans lesquels se forme, au physique
et au moral, une génération qui est l'espoir de la France , et qui en sera un jour
l'orgueil.

Des dispositions que je viens de décrire
il résulte , suivant moi , qu'au point de
vue de la salubrité, le collége n'est point
mal situé. A cet égard donc , comme sous
quelques autres rapports , je ne saurais
partager l'opinion de MM. J. B. Monfalcon
et A. P. J. de Polinière, qui , dans un ouvrage (1) récemment publié , expriment
le regret que le collége royal n'ait pas été
transféré aux Brotteaux ou à Perrache.

(1) *Hygiène de la ville de Lyon*, ou Opinions et Rapports
du conseil de salubrité du département du Rhône. 1845.

Des opinions ont certes une grande portée lorsqu'elles émanent de deux hommes qui tiennent un rang élevé parmi les savants, et qui parlent au nom d'un conseil ayant pour mission d'éclairer l'autorité sur les mesures à prendre dans l'intérêt de la santé publique. Mais c'est précisément par rapport à la portée de ces opinions que je me ferai un devoir de ne pas les accepter sans les examiner à fond, sans les peser, s'il est permis de parler ainsi ; et si elles ne me paraissent pas l'expression exacte de la vérité, je me permettrai de le dire en leur opposant les miennes. Que si elles n'ont pas l'autorité éminente de noms aussi distingués, elles auront du moins l'avantage d'être émises par un homme que sa position spéciale met, depuis huit années, dans l'obligation d'observer et d'étudier journellement et particulièrement le collége dans ses conditions matérielles de salubrité.

Je le répète donc : à mon avis, le collége

ne saurait être mieux situé qu'il ne l'est ;
j'ai, en effet, prouvé que sa position générale, en ce qui concerne la salubrité,
laisse fort peu à désirer. J'ajouterai que,
relativement aux rapports journaliers avec
le public, il se trouve encore dans une
situation très convenable, à portée des
Terreaux, de Bellecour et des Brotteaux,
c'est-à-dire au centre des quartiers les
plus peuplés et les plus riches ; qu'il est
par conséquent à une distance à peu
près égale de la demeure de la plupart
des familles aisées dont les enfants y sont
placés.

Il est vrai que les quartiers neufs de
Perrache, de la presqu'île du même nom
et de St-Georges, sont à un grand éloignement du collége, surtout pour les externes
et les demi-pensionnaires. Aussi, approu-
vé-je fort le projet d'en établir un second
à proximité de ces quartiers, dont la population a le droit, comme dans les autres,
d'être appelée à jouir des bienfaits de l'en-

seignement public ; projet dont le conseil municipal a lui-même reconnu tout récemment l'utilité.

La plus grande partie des bâtiments dont je viens de faire connaître l'origine , d'indiquer l'étendue et de tracer le plan général , est occupée par le collége , qui , désormais, doit devenir plus particulièrement l'objet de mon travail.

Cependant , avant d'en commencer l'étude spéciale , je dois dire quelques mots de l'administration générale et supérieure de tous les établissements consacrés à l'enseignement dans le ressort de l'Académie de Lyon. Cela convient , d'abord parce qu'aucune disposition de quelque importance ne peut être prise dans les colléges , sans avoir été approuvée par cette Académie , et ensuite parce qu'elle a son siége dans ces mêmes bâtiments.

Les locaux qui lui sont affectés , situés dans la maison faisant l'angle du quai et de la rue *Pas-étroit*, consistent en divers appartements pour le recteur, les inspecteurs, et en quatre pièces servant de bureaux et de salle du conseil.

Le recteur est le chef de l'Académie, c'est-à-dire de tous les établissements dévolus à l'enseignement dans un ressort qui renferme les départements du Rhône, de la Loire et de l'Ain.

Sous plusieurs rapports, le conseil académique est, auprès du recteur, ce que le conseil de préfecture est auprès du préfet, ce que le conseil municipal est auprès du maire. Toujours présidé par le recteur, ou en son absence par l'un des inspecteurs, le conseil académique se compose de notables habitants de la ville, au nombre de *vingt*, choisis parmi les administrateurs, les universitaires, les magistrats, les rentiers, etc. (1) Les inspecteurs en font par-

(1) Les membres du Conseil académique, nommés pour l'année scolaire 1844-1845, sont ·
MM. Soulacroix, recteur, président.

tie de droit. Depuis quelques années, le médecin du collége y est également admis : l'instruction spéciale que lui impose sa profession, et la connaissance qu'il a

MAIGNIEN,
VINCENT DE GOURGAS, } inspecteurs de l'Académie.

DESGUIDI, inspecteur honoraire.

L'abbé PAVY, doyen de la Faculté de théologie.

TABAREAU, doyen de la Faculté des sciences.

FRANÇOIS, doyen de la Faculté des lettres.

SÉNAC, directeur de l'École préparatoire de médecine.

MORIAU, proviseur du collége royal de Lyon.

CLERC, professeur honoraire de Faculté.

L'abbé NOIROT, professeur de philosophie au collége.

FOYER, professeur de mathématiques spéciales au collége.

DE BELBEUF, pair de France, premier président de la Cour royale.

PIOU, procureur-général près la même Cour.

JAYR, conseiller d'état, préfet du Rhône.

TERME, député, maire de Lyon.

ACHER, président de chambre à la Cour royale, membre du conseil municipal de Lyon.

DURAND, conseiller à la Cour royale, membre du conseil municipal.

DEVILLAS, propriétaire.

POINTE, médecin du collége.

nécessairement acquise d'un lieu qu'il visite tous les jours, le mettent plus d'une fois à même de donner des renseignements utiles lorsque se discutent des questions d'hygiène.

Les fonctions de membre de ce conseil sont purement honorifiques. Peut-être serait-il bon, non pas de rétribuer ceux qui les remplissent, mais de leur distribuer des jetons de présence. L'expérience démontre, en effet, que c'est un moyen de stimuler l'exactitude et l'assiduité d'hommes qui n'attendent aucune autre rémunération des peines qu'ils se donnent dans l'unique vue de faire le bien. Aussi l'usage des jetons est-il établi dans les sociétés savantes, dans les conseils municipaux, dans les syndicats chargés de la direction des grandes entreprises financières ou industrielles. L'amour-propre est flatté de voir conservés dans les familles ces durables témoignages des services rendus.

Les membres du conseil académique sont nommés par le Grand-Maître sur une liste de candidats présentés par le Recteur.

Peut-être n'est-il pas sans intérêt de faire connaître ici la part d'influence que les réglements universitaires donnent au conseil académique dans les questions qui ont quelques rapports avec l'hygiène des collèges.

Tous les achats de comestibles, combustibles, d'objets mobiliers, vêtements, linge, etc., toutes les dispositions nouvelles à introduire, de quelque nature qu'elles soient, qui entraînent une certaine dépense, doivent être soumis au conseil académique. Or, tous ces objets soulèvent des questions qui se rattachent très directement à l'hygiène, et le conseil, ne donnant son approbation qu'après une discussion plus ou moins longue ; le conseil, composé d'hommes choisis dans toutes les classes éclairées, envisage nécessairement les questions qu'on lui soumet sous tous les points de vue, sous ceux, par conséquent, qui se rattachent à la santé des élèves. Qui pourrait nier, en effet, l'importance que doit avoir, à cet égard, tout ce dont je viens de parler, le choix des substances alimentaires, des boissons, des vêtements, la disposition intérieure des locaux, etc., etc. ? Qui méconnaîtrait donc la réelle influence que le conseil académique peut exercer sur la salubrité de l'établissement, ainsi que sur la santé des personnes qui l'habitent ?

Le Recteur répartit les travaux du conseil entre ses membres, qu'il divise, à cet effet, en commissions. L'une d'elles, composée de cinq membres, dont quelques uns sont étrangers à l'Université, a, entre autres attributions, celle de visiter le collége chaque fois qu'elle le juge convenable. Elle en parcourt les différentes divisions, examine tout avec un soin scrupuleux, puis, par l'organe de son rapporteur, elle rend compte au conseil des observations qu'elle a faites, de l'état dans lequel elle a trouvé toutes choses , et propose enfin les améliorations qu'elle a jugées utiles.

Indépendamment des membres désignés par le recteur pour faire partie de telle ou telle commission , chacune des personnes dont se compose le conseil, a le droit de se réunir , selon son gré , à une commission quelconque, quel que soit le travail dont elle est chargée.

Toutes les dépenses proposées par le proviseur , et reconnues nécessaires par le conseil académique , doivent ensuite être soumises à la sanction du conseil royal de l'instruction publique, et à l'apurement de la Cour des comptes . Le conseil royal examine aussi les questions financières sous leurs différentes faces ; il repousse, approuve ou modifie les propositions et les vœux émis , et si , à la fin de l'année , le résultat des comptes présente un bénéfice , l'administration universitaire n'y touche pas ; le collége reste propriétaire de ces fonds, qu'il affecte aux améliorations dont l'utilité est reconnue.

Le conseil académique est, sans contredit, la meilleure garantie que le gouvernement puisse offrir aux pères de famille. Composé lui-même de pères de famille, de notabilités prises en partie dans des classes étrangères à l'Université, ce conseil est un intermédiaire qui assure aux parents une connaissance exacte de tout ce qui se passe dans la maison, des efforts que le gouvernement ne cesse de faire pour améliorer tous les moyens d'instruction, d'éducation et de conservation de la santé. Les parents des élèves sont, d'ailleurs, admis, quand ils le veulent, à visiter l'établissement dans tous ses détails ; enfin, la société elle-même, par l'organe des membres qu'elle fournit au conseil académique, prend en quelque sorte une part active à l'administration des colléges.

Revenons maintenant à la description des bâtiments, et particulièrement de ceux affectés aux service du collége proprement dit.

Les fondations de l'édifice reposent, comme tout le centre et tout le midi de la ville, — à en juger du moins par les travaux de terrassement qui s'opèrent journellement sous nos yeux, — sur un sol composé de terrains rapportés, mélange assez général de terres, de cailloux, de gravois, et quelquefois de débris de constructions très anciennes.

La nature de ce sol, les caves voûtées sur lesquelles sont élevés les bâtiments, et la hauteur suffisante des rez-de-chaussée, tout leur assure un état de sécheresse nécessaire. La pente des rues et les égoûts portent rapidement au Rhône les humidités dont le séjour pourrait compromettre la salubrité de l'air. Il est vrai que dans ses crues extraordinaires, le fleuve vient parfois baigner quelques points avoisinant le collège, mais ces crues sont très rares, et il est plus rare encore qu'elles durent plus de vingt-quatre heures, de sorte que les eaux n'ont pas le temps de pénétrer les terres. Ce ne sont au surplus que des eaux courantes, qui, par cette raison même, ne sont point pernicieuses.

Ces constructions, que l'on est dans l'usage de désigner sous le nom de *Bâtiments du Collège*, quoique quelques unes aient reçu une autre destination, datent de diverses époques. Considérées sous le rapport architectural, elles ont été vantées avec une certaine exagération par les anciens historiens, surtout par le père Ménestrier, et trop dépréciées par les modernes. Quoiqu'il n'entre pas dans mon sujet d'examiner la question sous le point de vue artistique, je ne puis cependant

me défendre de signaler , comme de remarquables morceaux d'architecture, d'a-
bord la salle de la bibliothèque de la
ville, qui , jusqu'en 1762 , fut exclusivement affectée au service du collége ; très
beau vaisseau , de 48 mètres de longueur
sur 11 de largeur , fort bien éclairé , et
qu'une élévation suffisante met à l'abri
du bruit qui se fait sur le quai. Cette
salle est divisée dans sa hauteur et sur
ses quatre faces , par une galerie élégante
qui donne un accès facile aux armoires
les plus élevées.

Je signalerai ensuite l'église, édifiée en
1617 sur les dessins du père Martel-Ange,
jésuite. Elle est assez grande et pourrait
suffire au service religieux d'une paroisse;
aussi le public y est-il admis les dimanches et jours de fêtes , et y trouve-il , en
bon nombre , des places complètement
séparées de celles occupées par les élèves,
les officiers et les employés de la maison.
L'intérieur se fait remarquer par le luxe

des marbres ; il est décoré de peintures à fresque, malheureusement fort dégradées, et de statues ainsi que de tableaux qui sont loin d'être sans mérite. Le maître-autel, en marbre blanc, avec incrustations de divers marbres précieux, est d'une grande richesse et assez habilement dessiné. La façade de cette église a été particulièrement l'objet de quelques critiques, et de fait, il est facile de reconnaître qu'elle ne saurait être mise en parallèle avec l'intérieur du monument ; elle est d'un style maniéré et lourd que l'on ne saurait définir. Quant à ce dernier défaut, peut-être tient-il, il est juste de le remarquer, à ce qu'une partie de l'observatoire a été malencontreusement superposée à la façade sans que l'architecte qui a dirigé cette construction secondaire, se soit préoccupé du soin de la mettre en harmonie avec la première.

Je signalerai encore trois salles qui

servaient anciennement de chapelles ;
l'une transformée maintenant en réfectoire, et les deux autres occupées par la
Faculté des sciences. Considérées sous le
rapport architectural, ces dernières ont
été remarquées par les artistes et placées
bien au dessus de tout ce que nous venons
de décrire.

La bibliothèque, l'église et les anciennes chapelles sont donc, de toutes ces
constructions, les seules qui offrent de
véritables beautés architecturales. Ce sont
les seules aussi qui étaient susceptibles
d'en offrir, et les seules pour lesquelles
des dépenses de cette nature fussent mo-
tivées.

Je pourrais cependant citer encore les
bâtiments qui circonscrivent les principales cours, et particulièrement celle
des classes, comme présentant, sinon des
beautés de cette nature, au moins des
masses imposantes par leur grandeur

ainsi que par la régularité de leurs formes, ce qui, en architecture, ne laisse
pas non plus que d'être un mérite.

Deux de ces cours, décorées d'un portique à cinq ou six arcades, n'ont pas été
à l'abri de la critique; on leur a reproché
un aspect lourd et disgracieux, des lignes
froides et sèches, l'absence de toutes formes qui flattent l'œil de l'artiste. Ce qu'il
peut y avoir de vrai aujourd'hui dans ce
reproche, ne l'eût sans doute pas été au
même degré autrefois, alors que des fres-
ques élégantes et bien peintes, mais que
les ravages du temps ont effacées, cou-
vraient une grande partie de ces murailles.
Quant aux lignes froides et sèches, quant
à l'absence de toute forme propre à flatter
l'œil de l'artiste, nous ferons observer
qu'avant tout, il fallait de nombreuses fenêtres pour donner en abondance de l'air
et de la lumière aux classes, aux salles
d'étude, aux dortoirs, aux infirmeries, à

la lingerie , etc. , et qu'il était difficile de concilier la nécessité de satisfaire à de pareils besoins, à des besoins aussi urgens, avec le désir de faire de l'architecture. Un bon architecte songe d'abord aux conditions que doivent remplir les bâtiments qu'il est chargé d'édifier, et travaille ensuite à les embellir autant que possible sans porter atteinte à ces conditions. Lorsque Soufflot traça le plan de notre magnifique Hôtel-Dieu, il en oublia trop la destination. L'artiste admire les beautés monumentales de ce somptueux édifice, sa façade, son dôme, l'immense salle des hommes blessés, etc., etc.; mais le médecin déplore une construction si mal disposée pour le soulagement et la guérison des malades. Ce que l'on doit, par conséquent, exiger dans la construction d'un collége, c'est, tout autre chose à part, à l'intérieur, des locaux parfaitement appropriés aux besoins de l'établissement, et à l'extérieur, une simplicité qui ne manque pas cependant d'une certaine élégance (1).

Relativement aux constructions dont je n'ai point encore parlé, elles consistent en quelques maisons qui paraissent avoir été élevées dans toute autre intention que celle d'un collége, et n'avoir été affectées que plus tard au service de l'instruction publique.

Six cours, de grandeur très variable, se rencontrent au milieu de ces bâtiments. Les trois plus grandes sont consacrées à la récréation des élèves ; j'aurai occasion d'y revenir.

---

(1) Il serait facile, même sans de grands frais, de rendre plus gracieux les bâtiments qui circonscrivent cette cour des classes, en refaisant au goût moderne les fenêtres, qui sont encore dans leur premier état ; en décorant de quelques ornements la corniche qui les surmonte, et surtout en reconstruisant aux rez-de-chaussée, les entrées ainsi que les fenêtres des classes, dans un style analogue à celui de la façade, qui est disposée en portique. Au moyen de ces améliorations, le coup d'œil général de cette cour serait plus agréable, et, ce qui est plus important encore, les classes ser aient mieux éclairées et plus faciles à aérer.

Il est dit, dans l'*Hygiène de la ville de Lyon*, de MM. Monfalcon et Polinière, que « l'on voit, aux murs d'une par- » tie de l'édifice, de nombreuses pe- » tites fenêtres, dites à guillotine, qui » ne laissent pénétrer l'air et la lumière » dans les appartements qu'avec une » grande parcimonie. » Mais je ne vois de ces fenêtres qu'à une très petite partie du premier et du troisième étage de la cour des classes (elles sont au nombre de seize sur cent quarante...). En outre, elles n'éclairent que des corridors, et comme elles ont deux mètres de largeur, tandis que les intervalles qui les séparent n'ont qu'un mètre et demi, et que les planchers sont très bas, il en résulte qu'il y a dans les murs beaucoup plus de vide que de plein, et que, par conséquent, les corridors sont très clairs et très faciles à aérer.

Tous ces bâtiments sont desservis par d'assez nombreux escaliers dont la plupart satisfont aux conditions exigées dans un établissement public. Deux de ces escaliers se rencontrent dans les corps de logis situés au midi de la rue Ménestrier, et l'un d'eux dessert l'une des principales entrées du collége ; il commence sous l'une des voûtes dont cette rue est en partie recouverte, voûte qui sert d'abri aux voitures. Cet escalier, au pied duquel règne un grand vestibule, aboutit à une pièce de même grandeur que celui-ci, et qui forme, en quelque sorte, une salle des pas perdus, dans laquelle s'ouvrent quatre passages conduisant aux différents locaux consacrés à l'administration, aux salles occupées par les élèves et aux appartements de quelques employés. La pente de cet escalier est douce et les marches en sont peu élevées. Ainsi que les deux pièces qui le précèdent et le terminent, il est suffisamment éclairé, et il le sera davantage quand on le voudra. Il suffira pour cela de rendre aux fenêtres, qui sont en partie mûrées,

toute la grandeur qu'elles avaient autrefois. De même que beaucoup d'autres,
elles furent ainsi bouchées en grande partie dans l'intention, très louable sans doute,
d'empêcher les habitants du collége de
voir dans l'intérieur des maisons voisines,
et *vice versa*. Mais, plus tard, la population de ces mêmes maisons ayant été épu-
rée par des mesures de police plus sévèrement exécutées, on remit plusieurs de ces
croisées dans leur état primitif. Selon toute
apparence, on ne tardera pas de reconnaître que l'on peut en rétablir d'autres
sans inconvénient. Il sera facile, d'ailleurs,
de garantir les élèves contre les distractions provenant du dehors, en remplaçant
par des vitres en verre dépoli les parties
mûrées de ces fenêtres. Ce n'est pas assez
d'avoir tout juste ce qu'il faut de jour au
service des allants et des venants ; on doit
encore ne pas oublier qu'une grande quantité de rayons solaires, de clarté et d'air a
sur la santé une très salutaire influence.

Deux autres escaliers existent dans les bâtiments situés au nord de la rue Ménestrier; ceux-ci, plus particulièrement destinés au service des classes, sont larges, d'une foulée facile et convenablement éclairés.

Il s'en trouve encore quelques autres dans cette partie de l'édifice, mais comme ils ne sont ni à l'usage des élèves, ni même à celui des personnes qui viennent, pour le service du collége, visiter les officiers supérieurs, je n'ai point à m'en occuper.

LOCAUX AFFECTÉS AU LOGEMENT DES OFFICIERS
SUPÉRIEURS.

Le cabinet de M. le proviseur et celui de M. le censeur, fonctionnaires spécialement chargés de la surveillance générale, sont établis au premier étage, à peu de distance des élèves, et très bien placés, particulièrement celui de M. le proviseur, qui a, pour ainsi dire, sous les yeux la plus grande partie du personnel de la maison.

L'appartement du sous-censeur, chargé aussi d'une part de surveillance, est au même étage, et par conséquent sous la main des chefs dont il est à chaque instant appelé à exécuter les ordres.

Les bureaux de M. l'économe se trouvent à côté du cabinet de M. le censeur, de sorte que tous ces administrateurs peuvent très facilement être visités par les personnes du dehors , qui n'ont qu'un étage à monter et quelques pas à faire pour arriver jusqu'à eux ; cette distribution est d'autant meilleure qu'elle satisfait en même temps aux besoins moraux du collége, qui veulent que, dans ses rapports avec les supérieurs, le public ne devienne pas une cause de distraction pour les élèves, et de trouble pour les études.

Cette même distribution a encore le très grand avantage de réunir presque sur le même point les hommes essentiellement chargés de la direction et de la surveillance de la maison, et qui, par conséquent, peuvent très facilement, quand le bien du service l'exige, se réunir, se concerter et prendre sans aucun retard les mesures que certaines circonstances rendraient urgentes.

LOCAUX OCCUPÉS PAR LES ÉLÈVES.

ÉGLISE.

J'ai considéré l'église sous le rapport architectural. Sous le point de vue hygiénique, je ferai remarquer qu'elle est très bien placée, au milieu même des bâtiments. Elle est d'un accès facile, et très à portée des enfants, qui peuvent y arriver à couvert. Sa disposition intérieure est bonne ; une enceinte réservée et des tribunes suffisamment grandes pour recevoir les élèves et les employés, les séparent complètement du public.

On a remarqué que l'intérieur de cette église est ordinairement un peu frais. Cela paraît tenir à la grande quantité de marbres qui la décorent, et à ce que, sauf le temps des offices publics, les portes en sont toujours fermées. Pour parer autant que possible à cet inconvénient, on est dans l'usage de placer dans les tribunes, qui sont plus chaudes, les élèves dont la santé réclame des soins et des précautions. Au reste, des réparations importantes vont mettre cette église à l'abri du défaut que je viens de signaler.

L'appartement de MM. les aumôniers est peu éloigné de l'église et très voisin de l'infirmerie. Ces ecclésiastiques sont ainsi très à portée des départements où ils sont le plus nécessaires.

PARLOIRS.

Il y a deux parloirs ; le premier est situé près de la porte d'entrée de la rue Ménestrier , il est destiné à recevoir les parents qui viennent visiter les élèves des trois premiers quartiers ; le second se trouve à l'autre extrémité des bâtiments , près de l'entrée donnant sur le quai. Ces deux pièces ont été dernièrement agencées à neuf, plafonnées, parquetées, garnies d'un mobilier moderne, et chauffées par des calorifères.

Ces parloirs, très éloignés l'un de l'autre, ne peuvent, par conséquent, devenir l'occasion d'aucune communication entre les élèves d'un âge différent.

CLASSES.

Elles sont au nombre de vingt; seize sont situées au rez-de-chaussée de la plus grande des cours, qui, pour cette raison, est nommée *cour des classes*. Elles y ont leur entrée et y prennent leur jour. Leur grandeur est suffisante comparativement au nombre d'élèves qu'elles reçoivent.

Ces salles offrent les conditions de salubrité suivantes :

Elles reposent sur des voûtes et sont plafonnées ; les élèves sont assis sur les bancs d'un amphithéâtre en planches; une porte d'entrée et une ou deux fenêtres donnent issue à l'air et à la lumière. Quand on le jugera utile, il sera aisé de leur procurer plus de jour en agrandissant quelques unes des portes et des fenêtres, et d'ajouter aux moyens actuels d'aération en ouvrant des ventouses du côté de la place. Mais ce qui vaudrait mieux encore, ce serait de prolonger les classes qui se trouvent à l'ouest de la cour, jusque sur la place elle-même, en sacrifiant les boutiques dont la ville retire un prix de location.

Les quatre autres sont au premier étage et dans les conditions hygiéniques les plus favorables. Au reste, les élèves ne restant que deux heures le matin et deux heures le soir dans ces salles, il n'est rien de plus facile que de les nettoyer et de les aérer lorsqu'elles sont inoccupées.

L'amphithéâtre, qui est garni de pupitres, et la chaire du professeur composent tout le mobilier; dans les pièces consacrées aux sciences mathématiques, physiques et naturelles, on voit, en outre, tout ce qui est nécessaire aux démonstrations et aux expériences.

A côté de ces dernières classes se rencontrent le laboratoire de chimie et deux salles assez grandes où sont renfermés les instruments de physique et les pièces d'histoire naturelle, nécessaires à cet enseignement.

Si je ne devais me restreindre dans les limites de mon sujet, qui se borne à l'histoire du collége, étudié sous le rapport hygiénique, je ferais connaître en détail ces collections, qui sont vraiment fort belles et dont le bon état fait honneur aux professeurs chargés de leur conservation. En même temps il atteste le bon vouloir et la générosité de l'Université, qui consacre, chaque année, de nouvelles sommes à l'accroissement de ces richesses scientifiques.

SALLES D'ÉTUDE.

Les *salles d'étude* sont assez vastes pour que chaque élève y dispose de *douze à treize mètres cubes* d'air environ, et c'est précisément ce que demande l'hygiène ; la plupart d'entre elles occupent le premier et le second étage des bâtiments qui forment l'enceinte de la plus spacieuse des cours. En général, ces salles sont convenablement éclairées ; quelques unes pourraient toutefois l'être davantage si, comme je l'ai dit à une autre occasion, l'on rendait aux fenêtres l'ouverture qu'elles avaient précédemment.

L'état des agencements et du mobilier se ressentait de l'ancienneté de l'établissement, et demandait impérieusement une restauration. Ce besoin sera bientôt satisfait ; déjà, depuis deux ans, ce travail est en pleine voie d'exécution ; la plupart des salles d'étude sont agencées à neuf, plafonnées, boisées, garnies de tables à pupitre, et de petits placards dans lesquels chacun des élèves peut renfermer ses livres, ses cahiers, etc. Par suite de telles améliorations, ces salles sont plus propres, plus commodes et plus chaudes.

Il existe encore une douzaine de petites pièces destinées à l'enseignement des arts d'agrément, la musique, l'escrime, etc.

Cet enseignement est individuel. Les pièces qui lui sont consacrées se trouvent aujourd'hui disséminées sur différents points et ne sont pas assez nombreuses. On a le projet d'en augmenter le nombre et de les réunir à un même étage ; l'enseignement et la surveillance y gagneront.

RÉFECTOIRES , CUISINE ET DÉPENDANCES.

Les *réfectoires*, au nombre de deux , sont au rez-de-chaussée , et assez rapprochés de la plupart des quartiers. L'un, destiné aux élèves de la première division (rhétorique et philosophie), est fort convenable sous tous les rapports ; l'autre , beaucoup plus grand et réservé aux élèves des deuxième et troisième divisions , est établi dans une ancienne chapelle , qui, par son dallage en pierres et par l'extrême élévation de sa voûte , justifiait en partie les critiques dont elle a été l'objet. Mais ces inconvénients viennent de disparaître; ce réfectoire est garni de boiseries, le dallage y est remplacé par du bitume , et, pour que les élèves aient les pieds à l'abri du froid , un parquet a été placé sous toutes les tables. Enfin, le mobilier même a été rétabli à neuf.

Les tables sont de trente couverts, chacune d'elles est présidée par un maître, qui mange avec les élèves. Placé sur un siége plus élevé que les leurs, il observe tout ce qui se passe autour de lui, et peut exercer facilement une utile surveillance.

La cuisine et ses dépendances sont voisines des réfectoires. Ses fourneaux et tout son mobilier sont appropriés aux besoins auxquels ils doivent pourvoir, c'est-à-dire que, par suite du perfectionnement apporté à ces choses, depuis quelques années, tout, dans cette cuisine, se prépare mieux que par le passé. Une assez vaste pièce réservée à la dépense, vient d'être agencée à neuf de la manière la plus convenable à sa destination.

On a construit l'année dernière, à côté de la cuisine un petit corps de bâtiment dont une pièce est consacrée à la *table commune*. C'est là que mangent Messieurs les aumôniers, quelques professeurs, diverses personnes attachées à l'administra-

tion, etc. Cette table n'est pas servie autrement que celle des élèves.

Une entrée indépendante, à voie char-
retière, et s'ouvrant sur le quai, dessert
ce département, ce qui met à même de
l'approvisionner sans causer le moindre
trouble ni le moindre dérangement dans
les travaux sérieux du collége.

Cette porte, qui est également très voisine de la pièce destinée au lavage des
pieds et aux bains, a un autre avantage
encore, celui d'empêcher que le service
de la cuisine et des bains ne devienne une
cause de malpropreté pour les alentours :
les immondices de toute espèce pouvant
être, avec facilité et en un instant, trans-
portées sur la voie publique ou au Rhône.

DORTOIRS.

Ils sont au nombre de dix, presque tous au premier ou au second étage; il n'en est point aux rez-de-chaussée, qui, quelque salubres qu'ils soient, le sont rarement assez pour le coucher. Chacun de ces dortoirs renferme trente lits; un seul, toutefois, en contient quarante. Leur grandeur relative est suffisante; chaque élève y dispose de 19 à 26 mètres cubes d'air.

C'est dans les dortoirs que les élèves passent le plus de temps, ce sont par conséquent les pièces qui ont le plus besoin d'être surveillées, sous le rapport de l'aération.

D'assez nombreuses fenêtres, régnant sur les deux plus longues façades de ces dortoirs et dont la plupart s'ouvrent au midi ou au levant, leur donnent toute la lumière désirable et permettent de les aérer facilement.

Presque tous sont plafonnés et parquetés ; les autres doivent l'être, c'est une restauration décidée, et qui, depuis deux ans, est en voie d'exécution. Ceux qu'elle n'a pas encore atteints sont, en attendant, couverts, sur tous les passages, de petits tapis formant comme un sentier.

Les lits, tous en fer, ont une élévation de 70 centimètres seulement à partir du sol, ce qui est assez bas pour qu'une chute ne puisse avoir de suites bien graves, ce qui est cependant assez haut pour la salubrité, puisque les couchettes sont au-dessus du niveau auquel pourrait s'élever le gaz acide carbonique qui occupe toujours les régions les plus inférieures.

Ces lits sont garnis d'un garde-paille, d'un matelas, d'un traversin, de draps en toile, et de couvertures. Près de chaque couchette, au bas de laquelle est un tapis ou *descente de lit*, se trouve également une

petite table de nuit, fournie de ses acces-
soires. Afin de prévenir les émanations
ammoniacales , dangereuses là où un
grand nombre d'individus sont réunis ,
l'intérieur de ces tables de nuit se ferme
exactement.

Dans les colléges , comme dans tous les
établissements à personnel nombreux ,
les lits doivent être en fer ; en bois ils seraient moins faciles à maintenir propres.
Par des raisons de salubrité , et pour rendre la surveillance plus aisée , ils ne doivent pas être entourés de rideaux ; ils ne
doivent être ni trop doux , ni trop chauds,
car il faut éviter tout ce qui tend à favoriser l'afflux du sang vers les organes dont
le développement précoce peut hâter le
moment de la puberté. Voilà pourquoi
la toile est préférable au coton pour les
draps; voilà pourquoi il serait bon d'avoir
des matelas de laine et de crin mélan-
gés, et même de faire coucher sur des
matelas de crin , sans aucun mélange de

laine, les élèves auxquels on soupçonne-
rait de mauvais penchants; précaution
que l'on pourrait et qu'il conviendrait
même souvent de prendre à leur insu.

Aux deux extrémités de chaque dortoir sont élevés, sur une estrade de trente
centimètres de haut, des lits à rideaux,
d'un côté pour un maître d'étude, de l'autre pour un domestique; ils peuvent ainsi
voir très facilement tout ce qui se passe
autour d'eux.

Les portes d'entrée sont garnies de va-
sistas à l'usage des surveillants, qui, toutes les nuits, parcourent la maison à différentes heures.

Il n'y a point de dortoirs à cellules
pour les élèves bien portants; on a pré-
féré les dortoirs libres; l'air que l'on y
respire est meilleur, et quand les élèves
savent qu'ils peuvent être vus, un sentiment de crainte et de pudeur les retient
contre les pratiques vicieuses.

Les dortoirs ne sont pas chauffés, et je

ne pense pas qu'ils doivent l'être ; tout ce qu'il est essentiel d'obtenir, c'est une ventilation soigneusement entretenue, mais cependant mesurée selon la rigueur de la saison, de manière à ce que les enfants n'aient point à souffrir du froid.

Près de chaque dortoir, et quelquefois dans le dortoir même, se rencontre un *vestiaire* ; chaque élève y a un placard à plusieurs rayons, dans lequel il dépose les objets de toilette à son usage journalier. L'obligation où il est d'en prendre soin, lui donne des habitudes d'ordre.

Les pièces que j'ai décrites, ai-je dit, sont plafonnées pour le plus grand nombre, et toutes le seront sans exception aucune : c'est une disposition mise en pratique aujourd'hui dans tous les établissements destinés à un nombreux personnel. Il en est de même des parquets, qui existent déjà en plusieurs endroits de notre collége, et qui bientôt existeront partout où les élèves doivent passer une partie de la journée.

Les plafonds et les parquets ne sont pas seulement des choses de luxe, ce sont aussi des conditions essentielles de salubrité. Il tombe habituellement des planchers non plafonnés une poussière qui rend l'entretien de la propreté difficile ; ils ont aussi l'inconvénient de présenter en grande quantité des fentes ou fissures on ne peut plus favorables à la multiplication des insectes. Ces désagréments sont bien moins graves dans les habitations particulières, où la propreté peut être plus aisément entretenue sur tous les points ; mais dans de grands établissements les plafonds sont un des moyens les plus sûrs et les plus simples de maintenir cette propreté sans laquelle il ne peut y avoir de salubrité véritable.

Quant aux parquets, ils sont plus utiles encore, car ils ont pour objet de prévenir tout accident de nature à compromettre directement la santé. On sait combien sont sérieuses parfois les maladies causées par la suppression subite de la transpiration des pieds. Eh bien ! les effets résultants, non pas seulement d'une suppression subite, mais simplement d'une diminution de transpiration si cette diminution se prolonge, ou de la moindre gêne qu'elle éprouve si cette gêne est souvent renouvelée, ce qui a nécessairement lieu lorsque les pieds reposent d'habitude sur des dalles ou même sur des carreaux ; ces effets, dis-je, pour être instantanément peu sensibles, et inappréciables par les personnes étrangères aux sciences médicales, ne sont pas moins très fâcheux à la longue, et d'autant plus fâcheux que, par cela même qu'ils sont pour ainsi dire insensibles, on ne fait rien pour y remédier.

Le froid aux pieds, s'il est habituel ou fréquent, entretient les affections catarrhales et favorise leur passage à l'état chronique ; il peut hâter la marche d'une maladie tuberculeuse, causer des congestions sanguines au cerveau, aux poumons, etc. Voilà pourquoi il faut, non-seulement éviter tout ce qui tend à contrarier la marche de la transpiration, mais chercher en outre à favoriser cette fonction par l'usage régulier de chaussures aussi impénétrables que possible à l'humidité. Voilà pourquoi l'on doit recommander, dans notre climat plus encore qu'ailleurs, l'établissement des parquets dans tous les lieux habités, surtout dans ceux qui le sont par des personnes impressionnables au froid. De là, leur utilité particulière dans les colléges, les hôpitaux, les ateliers de femmes, etc., dans les colléges principalement, où il importe d'éviter tout ce qui peut produire les congestions vers le cerveau et la poitrine. Par le fait seul de leur âge, et par la nature de leurs occupations, les enfants

ne sont déjà que trop prédisposés aux maladies qui affectent ces organes.

A tout ce que je viens de dire on a pu reconnaître, et l'on reconnaîtra encore mieux par la suite, que j'attache beaucoup d'importance aux moyens d'aération ainsi qu'à d'autres dispositions matérielles. C'est que l'air est, en effet, l'élément le plus nécessaire à la conservation de la santé, comme à la marche progressive de l'accroissement ; qu'en conséquence, il doit partout, mais plus particulièrement encore dans un collége, régner d'abord en suffisante quantité, et être ensuite d'un renouvellement facile. L'observation rigoureuse de cette règle d'hygiène est la première condition du développement des forces physiques ; son inobservation entraîne infailliblement des suites funestes.

LIEUX DE RÉCRÉATION ET PROMENADES.

Les élèves passent les heures de recréation ou dans le collége même , ou dans la
campagne du Vernay , ou en promenades
dans la ville et aux environs.

1° *Lieux de récréation dans le collége :*
Trois cours , dans la direction du sud
au nord, sont spécialement destinées à cet
usage. La première, qui a 29 mètres de
long sur 22 de large , et dans laquelle se
réunissent les élèves les plus âgés, ceux de
16 à 18 ans, est la moins grande ; elle
l'est cependant assez pour que ces jeunes
gens, qui ne sont guère qu'au nombre de
quatre-vingts, puissent s'y livrer aux jeux
de leur âge.

De l'un des côtés de cette cour on peut
apercevoir quelques fenêtres des maisons
qui lui font face, mais à une assez grande
distance , puisque, outre la largeur de la

cour même, il y a encore toute celle de la rue qui longe le collége au sud.

Dans un établissement de ce genre, la vue sur des maisons qui lui sont étrangères est un inconvénient incontestable et qui n'a point échappé aux auteurs de l'*Hygiène de la ville de Lyon*, car ils ont reproché à *quelques unes des cours du collége* d'être dominées par des maisons dont le voisinage est fâcheux. Or, il n'est réellement qu'une seule de ces cours qui soit dans ce cas ; encore le danger qui pourrait en résulter ne tardera-t-il pas de disparaître par la prochaine exécution d'un plan depuis longtemps adopté. Ce plan consiste à exhausser le mur qui sépare la cour de la rue Gentil, et à élever au devant de ce mur un portique élégant ; disposition qui, jointe à quelques autres mesures, ne permettra plus que les élèves puissent voir les croisées des maisons voisines, et qui, durant les pluies d'été, offrira à ces jeunes gens un agréable et commode abri.

La seconde cour, dite *des classes*, ayant 47 mètres de longuéur sur 26 de largeur, forme un beau et vaste promenoir, anciennement décoré de fort belles peintures à fresque, faisant allégorie aux sciences que l'on enseignait autrefois dans cette académie consulaire; l'on y voyait aussi les armoiries de la ville de Lyon et un cadran solaire (1). La disparition de ces peintures, détruites par le temps, est regrettable, car elles remédiaient à l'aspect un peu triste que l'on reproche à ces longues façades uniformes et dépouillées de tout ornement, au moyen de décorations et d'inscriptions qui devenaient un sujet continuel de distraction aussi agréable qu'utile pour de jeunes imaginations.

Cette cour est réservée aux élèves de la seconde division, qui comprend les en-

____

(1) Ces peintures furent faites, en 1662, par Philippe Labbé.

fants de 13 à 17 ans, au nombre d'une centaine environ.

Enfin, la troisième cour, qui se trouve par conséquent au nord de celle dont je viens de parler, et qui est nommée *cour des Meuniers*, était encore, il y a peu d'années, occupée par des locataires de la ville. Ce fut seulement en 1834, sur la demande de M. le proviseur Bedel, actuellement recteur à Clermont, qu'on la restitua au collége, ainsi que toutes ses dépendances alors consacrées à différentes industries. C'est dans cette cour que se récréent les élèves de la troisième division, âgés de 9 à 13 ans, et au nombre d'environ quatre-vingt-dix.

Toutes ces cours sont sablées et complantées de platanes qui leur assurent de l'ombrage et de la fraîcheur ; elles sont entourées de dalles en pierre sur une largeur d'environ un mètre. Il en est deux où règnent des portiques à plusieurs arcades ; les élèves s'y réfugient lorsque

la moindre intempérie vient les surprendre. La seule qui en manque en sera
bientôt pourvue, ainsi que je viens de le
dire. Enfin, on y trouve quelques appareils de gymnastique, choisis parmi ceux
dont l'exercice n'offre aucun danger.

Examinées sous le point de vue du
jour et de l'air qu'elles doivent fournir
aux bâtiments dont elles sont entourées,
les cours dont il s'agit sont d'une grandeur suffisante. Je crois donc que les auteurs de l'*Hygiène de la ville de Lyon* ont
été dans l'erreur en disant : « Plusieurs
» salles d'étude reçoivent leur jour des
» cours, qui ne leur envoient, pendant
» l'hiver, qu'une lumière insuffisante et
» de courte durée. » Je ferai observer
que ces cours ont de 29 à 47 mètres de
longueur sur une largeur de 22 à 26 ; que
si, comme dans la plupart des villes,
elles sont au milieu de bâtiments élevés,
ceux du collége n'ont que trois étages,
hauteur bien moindre que celles de la

plupart de nos maisons , et que les deux moins grandes , celles par conséquent qui ont le plus besoin de jour et d'air , sont bornées d'un côté par des constructions à peine d'un étage. Or , il est difficile de croire qu'avec de telles dispositions , les salles d'étude qui s'ouvrent sur ces cours (et plusieurs ouvrent en même temps sur les rues voisines) , il est , dis-je , difficile de croire que ces salles manquent de lumière et de moyens d'aération. A plus forte raison , les cours elles-mêmes sont-elles suffisamment aérées et éclairées. Si , d'ailleurs , ce qui est incontestable , il faut dans un promenoir une assez grande quantité d'air et de jour , il ne faut pourtant pas qu'on y soit trop exposé *à tous les vents* , et il est bien quelques pensionnats en grande faveur , où les lieux de recréation , trop élevés et mal abrités , sont loin d'être dans des conditions de salubrité aussi satisfaisantes.

S'il est à désirer que ces cours soient

plus grandes , c'est surtout pour que les élèves puissent s'y livrer plus facilement à certains jeux , à certains exercices qui exigeraient plus d'espace ; mais l'inconvénient que je signale se rencontre dans presque tous les colléges des grandes villes.

On a soin d'entretenir sur les murailles de ces cours une légère teinte grisâtre , précaution favorable à la conservation de la vue de tous , et nécessaire à ceux qui sont sujets à l'ophthalmie ; or, sur trois à quatre cents jeunes gens , il en est toujours quelques uns dans ce cas.

Lorsque le temps est trop mauvais pour que les élèves passent dans les cours les heures de récréation , ils restent dans les salles d'étude , où ils peuvent se reposer et se distraire par quelques jeux. Il serait désirable que des salles fussent uniquement réservées aux recréations pendant les temps humides et froids ; l'administration du collége est dans l'intention d'en établir dès qu'elle pourra disposer de plus d'espace. Ces salles spéciales de recréation seront plus grandes que les salles d'étude ; les élèves y perdront de vue pour quelques instants les lieux et les objets de leurs travaux ; ils y trouveront un air nouveau, un aspect plus gai ; ils pourront s'y reposer plus agréablement l'esprit, s'y livrer plus librement aux exercices, aux amusements de leur âge, et les salles d'étude, balayées et aérées pendant ce temps, seront bien plus salubres au retour.

2° Recréation dans la maison de campagne du collége.

Cette campagne, nommée *le Vernay*, est située sur la rive gauche de la Saône, à six ou sept kilomètres au nord de Lyon, en suivant la route qui longe cette rivière, et à une distance moindre en passant par la Croix-Rousse et Cuire, sur le plateau de la montagne. Placée dans l'un des sites les plus pittoresques du Lyonnais, cette *villa* fut pendant longtemps la propriété de l'un des premiers banquiers de Lyon. Vendue, en 1827, à des spéculateurs qui la divisèrent, les granges furent séparées du château et devinrent elles-mêmes de jolies maisons de campagne. La plus belle partie de ce domaine fut achetée l'année suivante pour le compte du collége, par M. l'abbé Demeuré, proviseur. Le château et les jardins, quoique fort dégradés, conservent encore un aspect de grandeur et de beauté, digne d'une maison royale.

Les appartements, très vastes, sont suffisants pour recevoir les élèves en cas de pluie, et pour leur permettre de se livrer à leurs jeux habituels; au premier étage règne une galerie qui rappelle, en petit, celle de Versailles, sur les plans de laquelle elle a été élevée.

On conçoit qu'une propriété semblable, toute d'agrément, doit être d'un entretien coûteux, et il serait à désirer que l'état des finances du collége permît d'affecter chaque année une somme suffisante pour en assurer la conservation.

On a dit que cette maison était à un trop grand éloignement de la ville. C'est un reproche mal fondé, d'abord parce que l'on y conduit en voiture les élèves auxquels la faiblesse de leur âge ou leur état maladif ne permet pas de supporter une aussi longue course, et le nombre en est toujours très petit; ensuite, quant aux autres, parce que la peine du corps faisant, comme on l'a dit, la vigueur du corps, la fatigue de la marche leur est très salutaire, et leur procure un sommeil profond, non moins avantageux sous le rapport de la morale que sous celui de la santé.

Pendant la belle saison, les élèves sont de temps à autre amenés à cette campagne, où ils respirent un air pur et chargé des odorantes émanations des plantes. La vue des fleurs et l'aspiration des odeurs qu'elles répandent, excitent le cerveau d'une manière douce et agréable.

Lors même que les fleurs ne serviraient qu'à embellir leur habitation, qu'à les y attacher par un attrait flatteur, je voudrais que les élèves en trouvassent à la ville aussi bien qu'à la campagne. Ce n'est cependant pas là leur seul avantage ; elles ont aussi celui d'être utiles à la santé. Les physiologistes ont depuis longtemps reconnu le rôle qu'elles jouent dans l'exercice des fonctions assimilatrices, et l'on sait quel parti tirent aujourd'hui les médecins de l'aspect riant des fleurs et de la culture des champs, dans le traitement des maladies mentales. Il serait donc désirable que tous les colléges eussent une maison de campagne à une certaine distance, et un jardin dans leur propre enceinte. Chaque élève aurait son petit coin, qu'il cultiverait, où il verrait croître quelques fleurs, et il y gagnerait du côté moral comme du côté physique.

Au Vernay, ils se livrent à leurs jeux dans une prairie, ombragée convenablement par des arbres de haute futaie, qui n'opposent aucun obstacle à la surveillance de maîtres toujours présents. Du château et de sa terrasse, où les chefs se tiennent d'ordinaire, on domine cette prairie et l'on voit tout ce qui s'y passe. Quelques appareils gymnastiques y sont établis, et les exercices n'ont lieu qu'en présence de l'un des professeurs du gymnase militaire.

Derrière le château, sur le penchant de la colline, existe un bois où les élèves ne peuvent aller qu'avec une permission du proviseur, en compagnie d'un maître, et au nombre de cinq ou six seulement en même temps.

De toutes les recréations, je préfère celle que les élèves se procurent dans cette campagne. J'aime à les voir se livrer en toute liberté, dans la prairie, aux exercices physiques ou intellectuels que

leur suggèrent ou leurs goûts ou leurs ca-
prices.

Garantir l'homme contre tous les obstacles qui peuvent porter atteinte à l'accroissement de ses forces et au développement de ses facultés, tel doit être
le soin le plus essentiel des personnes chargées de diriger l'éducation, et
la contrainte indispensablement imposée aux collégiens pendant la majeure
partie des travaux de la journée, est loin
de pouvoir amener ce résultat. Saisissons
donc, utilisons et multiplions, s'il est
possible, toutes les occasions qui se présentent de placer les enfants dans une
situation où ils puissent, sans entrave
aucune, faire tous les essais et tenter tous
les efforts.

Accoutumer de bonne heure les enfants à embrasser de vastes objets dans
leurs idées, présenter à leurs regards et à
leur imagination les plus grands spectacles de la nature, tels que les montagnes,

les fleuves, les nuages, les tempêtes, etc.,
est encore un moyen d'éducation qui
peut porter les plus heureux fruits. Comme, dans la nature, les mouvements
généraux produisent et dirigent les mouvements particuliers, les enfants, fréquemment placés en présence des spectacles magnifiques qu'elle étale, trouveront
sans qu'il soit nécessaire de le leur apprendre, et par le seul instinct qui nous
porte à nous conserver en harmonie avec
tout ce qui est, tout ce qui se meut et se
développe autour de nous; trouveront,
dis-je, l'ordre dans lequel il leur convient de se développer eux-mêmes.

Or, en quel lieu d'aussi importants et
aussi remarquables phénomènes pourraient-ils mieux s'accomplir qu'à la campagne du Vernay?

Probablement la plus belle de toutes
celles que possèdent les colléges de France,
cette campagne offre donc de nombreux
avantages; la vue des sites qui l'environ-

ñent , le style grandiose du château avec son parc , ses allées, ici grandes et alignées , là étroites, tortueuses , et traversant un bois touffu ; enfin , l'aspect de ces grottes , de ces eaux abondantes, tantôt réunies en nappes larges et tranquilles , tantôt animant la campagne par le mouvement et le bruit des jets et des cascades , tout cela ne présente-t-il pas le plus beau , le plus magnifique spectacle ? une telle vue ne doit-elle pas avoir une heureuse influence sur de jeunes esprits, déjà animés par la lecture des poètes ? ne doit-elle pas les impressionner vivement, faire germer chez eux de nobles , de grandes idées, peut-être même de grandes conceptions ?

3° *Promenade dans la ville et aux environs.*

Tous les jours de sortie , quand le temps le permet , les élèves, divisés par quartiers et accompagnés des maîtres, vont prendre leurs recréations , les uns à la campagne du Vernay, les autres en diverses directions, soit dans les promenades de la ville, soit dans celles du dehors. Ainsi divisés, aucun rapport ne peut s'établir entre des enfants qui diffèrent d'âge, la surveillance est plus facile à exercer, et, en cas d'accident de nature à apporter le trouble parmi eux, l'ordre serait bien plus promptement et plus sûrement rétabli dans une réunion de trente à quarante élèves que dans celle de trois à quatre cents.

Deux fois la semaine, les divisions des élèves sont alternativement conduites au gymnase militaire, établissement auquel je consacrerai plus tard un article spécial.

De sévères prescriptions sont faites aux maîtres qui accompagnent les collégiens dans ces différentes excursions; il leur est expressément recommandé d'éviter les lieux de rassemblement, d'empêcher les élèves de se livrer, en marchant, à aucune occupation sérieuse, même de lire; et lorsqu'on les conduit aux fêtes publiques, indépendamment des maîtres d'étude, le censeur les y accompagne en personne.

Par le passé, ils se rendaient tous à la fois, et en une seule troupe, à la campagne, aux promenades et au gymnase, ce qui présentait ou du moins pouvait présenter plusieurs inconvénients. Aujourd'hui, ils n'y sont plus conduits que par divisions, conformément à une sage mesure dont on est redevable à M. Moriau, proviseur. C'est là une importante amélioration à laquelle, sans doute, on doit attribuer la diminution très sensible des accidents plus ou moins graves qui mettaient alors les élèves dans la nécessité de réclamer nos soins.

Mais revenons à Lyon, et rentrons dans l'intérieur du collége.

LIEUX D'AISANCE.

Il y en a à la portée des élèves, près de tous les endroits où ils sont appelés à passer quelques heures.

Ce département doit être considéré sous un double point de vue, celui de la morale et celui de la salubrité.

Sous le rapport moral, ces lieux sont assez convenablement disposés pour qu'aucun des désordres à craindre ne puisse y être commis. On ne prend pas cependant, comme on l'a fait dans quelques établissements, de trop grandes et trop minutieuses précautions. En effet, des précautions exagérées et trop visibles, peuvent étonner les enfants, les exciter à en chercher la cause, et, quand ils l'ont découverte, leur donner connaissance de choses qu'il importe de leur laisser ignorer. Mais on en prend assez pour que, lors même qu'ils auraient déjà la connaissance du mal, la crainte d'être surpris leur empêchât de s'y livrer. Des cabinets, qui sont voisins des lieux surveillés, des portes qui ne bouchent pas complètement l'entrée, qui laissent dans le haut et dans le bas, des ouvertures par lesquelles celui qui se renferme dans ces lieux peut avec raison redouter d'être aperçu de plus ou moins loin, sont, à notre avis, des dispositions suffisantes. D'ailleurs, ces ouvertures ont aussi l'avantage de favoriser l'aération des latrines, où il est essentiel de ne pas laisser séjourner la mauvaise odeur et les gaz méphitiques.

Sous le rapport de la salubrité, je ferai remarquer que les fosses, communiquant avec le lit du Rhône, sont souvent nettoyées par ce fleuve. Le collége n'a donc pas, comme la plupart des maisons de la ville, l'inconvénient de voir les eaux de ses puits altérées par le mélange des matières y arrivant par filtration. Il n'a pas non plus celui du curage des fosses, opération qui se pratique chaque année dans les autres maisons, qui est toujours fort désagréable et souvent nuisible par l'effet des exhalaisons fétides, qui se répandent dans les appartements.

Quant aux lunettes, elles ne sont point, je dois l'avouer, dans un état aussi satisfaisant. Au reste, personne n'ignore que ce soit là une pierre d'achoppement pour tous les établissements dont la population est considérable. Quelques unes de ces lunettes ont été réparées il y a deux ans ; elle sont garnies de cuvettes à soupape, et le nettoiement s'en fait facilement au moyen de l'eau qu'y verse un robinet. Toutefois, le résultat n'a pas encore entièrement répondu à l'attente de l'administration, qui ne cesse de rechercher le moyen d'atteindre plus sûrement le but désigné.

Voilà la vérité tout entière, relativement aux lieux d'aisance du collége. On ne lit à ce sujet que trois lignes dans *l'Hygiène de la ville de Lyon*, mais ces trois lignes sont sévères, et nous avons cru devoir entrer dans quelques détails, afin de signaler le bien sans dissimuler le mal.

SALLE DE BAINS.

Dans une cour voisine du quai, l'on a construit, pendant les vacances dernières, une pièce destinée au lavage et à tous les soins qu'exige la toilette des pieds. Chaque élève y trouve de l'eau chaude, de l'eau froide, et tous les objets nécessaires. Cette même pièce contient trois baignoires à l'usage des élèves qui ne peuvent pas se rendre à l'établissement des *Bains du Rhône*.

LINGERIE.

Elle est au troisième étage, à l'extrémité septentrionale des bâtiments. Dans cette division, l'hygiène demande que le linge soit conservée dans un état de propreté et de sécheresse parfaites. Or, les pièces occupées depuis deux ans par la lingerie, ne laissent absolument rien à désirer à cet égard. « C'est sur son modèle, » est-il dit dans *l'Hygiène de la ville de Lyon*, que toutes les parties de l'établissement devraient être régénérées. »

Ce département se compose de six pièces, dont deux sont très vastes, parquetées, plafonnées et garnies de *trois cent trente* cases, dans chacune desquelles le linge d'un seul élève est rangé avec ordre. Il y a de grandes et belles tables en bois dur, au milieu de ces deux salles, qui sont bien éclairées et que l'on chauffe toutes les fois que cela est réclamé par l'humidité ou par le froid; les autres pièces servent d'ateliers, où le linge est mis en état avant d'être placé dans les cases. Les soins de ce service sont confiés à trois sœurs de l'ordre de St-Joseph.

Il est une division essentiellement affectée aux élèves, c'est l'infirmerie; mais sa description trouvera naturellement sa place lorsque je ferai celle du service médical, dont elle est une dépendance.

D'autres locaux encore appartiennent au collége; mais comme ils ne sont susceptibles, au point de vue hygiénique, d'aucune observation intéressante, je me dispenserai d'en parler.

DE L'AIR ATMOSPHÉRIQUE CONSIDÉRÉ COMME AGENT HYGIÉNIQUE.

L'air atmosphérique a, sur le corps humain, une influence plus ou moins salutaire, suivant qu'il est plus ou moins pur, et les nombreuses altérations auxquelles il est exposé sont relatives au poids, très variable, dont il peut charger le corps humain, à son état de repos ou de mouvement, de sécheresse ou d'humidité; à sa composition qui change dans un nombre infini de circonstances, de manière à devenir parfois impropre à la respiration; enfin, à ce que, parfois aussi, il contient plus de lumière, de calorique ou d'électricité.

S'il était besoin de s'appesantir sur la nécessité de donner à l'homme, dans quelque position qu'il se trouve, une quantité déterminée d'air respirable, je rappellerais que l'air atmosphérique doit, pour être convenable sous ce rapport, se composer de 0,21 d'oxigène, de 0,79 d'azote, et d'une petite quantité d'acide carbonique ; que la plus légère altération le rend plus ou moins impropre à la respiration. Or, s'il n'est pas incessamment renouvelé, cette altération ne peut tarder à s'opérer, surtout dans les lieux où un grand nombre d'individus sont réunis, cet air étant sans cesse vicié, d'abord par le fait seul de l'acte respiratoire, qui lui enlève au moins deux à trois centièmes d'oxigène dans chaque inspiration, et lui apporte une quantité à peu près égale d'acide carbonique, tout à fait préjudiciable à ce même acte ; ensuite par la présence des exhalaisons animales dont il s'imprègne sans cesse.

Dans les colléges de grandes villes surtout, les cours sont ordinairement consacrées aux récréations, presque partout aussi complantées d'arbres qui joignent sans aucun doute à l'avantage d'offrir un agréable aspect, celui de mettre, au besoin, les élèves à l'abri d'une trop forte insolation ; mais ces arbres ont, en outre, une grande influence sur la composition de l'air qui les entoure, et nous devons faire à cet égard quelques observations.

Il ne faut pas oublier que ces cours sont entourées de murs élevés, qui ne les garantissent déjà que trop contre l'action des rayons solaires, particulièrement dans un climat tel que le nôtre ; que la présence des arbres est de nature à y entretenir, à y accroître même l'humidité ; enfin, que la végétation, principalement à l'époque où elle est active, y change à chaque instant la composition de l'air, soit en le chargeant pendant la nuit d'une nouvelle quantité d'acide carbonique, soit en l'en dépouillant pendant le jour, soit encore en exhalant une assez grande dose

d'oxigène. Or, il importe que ces phénomènes, d'ailleurs nécessaires, aient lieu
dans un espace vaste et libre, afin que
l'air reprenne bien vite toutes les qualités
qu'exige la respiration. S'il n'en est pas
ainsi, si l'espace manque, le gaz acide
carbonique, devenu surabondant, pourra
pénétrer par les portes, par les fenêtres,
dans les locaux qui s'ouvrent sur ces cours
et en vicier l'air; celui qui s'y trouve
pourra bien également ne pas conserver
dans ses éléments les proportions vou-
lues, et la salubrité des lieux sera évidemment compromise. Il faut donc qu'il
y ait des arbres dans les cours d'un collége, lorsque c'est là que les élèves prennent leurs recréations; mais il faut que
toute l'année, même lorsque ces arbres
ont leur plus grande envergeure, un espace suffisant les sépare des murailles environnantes.

Du froid et de la chaleur. — L'air atmosphérique, ai-je dit, agit diversement sur le corps humain, suivant qu'il contient plus ou moins de calorique. Lorsqu'il n'en possède pas une suffisante quantité, nous avons froid ; or le froid, poussé au-delà de certaines limites, peut compromettre la santé et même l'existence. Dans l'intérêt de l'une et de l'autre, il importe donc de le maintenir dans de justes bornes et de garantir l'organisme contre son excès.

Voyons d'abord de quelle manière il agit sur notre corps pour produire ces funestes effets ; les principes de physiologie ne sauraient être négligés, si l'on veut bien apprécier les préceptes de l'hygiène qui se rattachent à cette question.

Je commencerai par rappeler que, sous l'influence du froid, le derme se resserre et ne se laisse plus pénétrer par une quantité de fluides aussi grande que de coutume ; que, par conséquent, cette masse de liquides ne trouvant plus ses émonc-

toires habituels, rétrograde vers les viscères, les congestionne et y porte le germe
de maladies qui peuvent devenir graves.
Tel est le premier effet du froid. Un second résultat, non moins important que
celui-ci, et qui en est la conséquence directe, est la diminution ou la perte plus
ou moins complète de la chaleur intérieure, ainsi que des propriétés vitales
des membres, qui ne reçoivent plus en
suffisante quantité les fluides vivifiants
dont ils ont un indispensable besoin.

Il faut reconnaître cependant que, dans
ces phénomènes, tout ne s'opère pas au
détriment de notre organisation, et voici
par quels moyens la nature parvient, non
seulement à lutter avec succès contre les
effets du froid, mais, qui plus est, à faire
tourner ses efforts au profit du développement de l'organisation elle-même :
alors, la respiration pulmonaire devient
plus active, et supplée, sous quelques
rapports importants, au dérangement des

fonctions de la peau ; alors le cœur augmente également d'activité , et portant avec plus d'énergie le sang dans les capillaires des membres, il y renouvelle la chaleur et la vie que le froid en a retirés ; enfin , les poumons et le cœur, ces viscères dont le rôle est si grand dans l'organisme , ressentent eux-mêmes une influence incontestable de ce surcroît d'exercice qui , s'il n'est pas exagéré , leur est très avantageux en retrempant leurs forces , car le mouvement d'un organe favorise son accroissement et augmente son énergie fonctionnelle. Mais si , au contraire , il y a exagération , si ces organes sont forcés par l'excès du froid de fonctionner outre mesure , leur excès de nutrition peut donner lieu à des maladies graves , les phlegmasies , l'hypertrophie , etc.

Que conclure de ces principes de physiologie généralement admis ? Que l'air au milieu duquel l'homme est appelé à vivre, surtout dans la période d'accroissement, doit être assez chaud pour que le derme ne soit pas habituellement gêné dans ses fonctions, mais qu'il ne faut pas non plus que cet air soit trop chaud; d'une part, de peur que l'on ne contracte l'habitude d'une chaleur trop forte, et que l'on ne se trouve ensuite dans l'impuissance de supporter un certain degré de froid, auquel souvent on ne saurait se soustraire; d'autre part, pour que, du mutuel secours que se prêtent les organes de l'homme en se suppléant les uns les autres, il retire le bénéfice d'un accroissement de ces mêmes organes, dont l'augmentation de nutrition et de forces entraîne celle de tout l'organisme.

Il y a donc ici un milieu dont il est essentiel de ne pas s'écarter, et l'expérience a démontré que, durant les temps froids, il est essentiel d'entretenir dans les appartements une température de quinze degrés.

Le chauffage n'a pas seulement la chaleur pour but, il sert aussi dans certaines occasions à combattre l'humidité, et joue même un rôle important dans les meilleurs appareils de ventilation. L'air n'a donc pas seulement besoin d'être maintenu à un certain degré de chaleur ; il a besoin encore d'être renouvelé d'une manière presque permanente, et de telle sorte que chaque individu puisse en avoir à sa disposition au moins six mètres cubes par heure. Mieux vaut en avoir trop que de courir le danger d'en manquer, si l'on organisait les appareils de manière à n'en procurer que la quantité précisément nécessaire. Il serait bon, par conséquent, que dans les principaux locaux, dans ceux-là surtout où les élèves séjournent le plus longtemps, il y eût un thermomètre et un hygromètre. Par ce moyen, le maître de quartier pourrait activer le foyer en conséquence des besoins.

Chauffage et ventilation étudiés dans le collége de Lyon : Dans les lieux habités par des personnes livrées aux travaux de l'esprit, et surtout par des enfants ou des jeunes gens dont l'accroissement est loin d'être achevé, le chauffage et la ventilation doivent, plus que partout ailleurs, être entretenus, mais avec une certaine mesure. C'est une règle d'hygiène dont on ne saurait s'écarter sans que la santé soit plus ou moins compromise : le froid engourdit déjà nos facultés physiques et intellectuelles, quand il n'est pas poussé à un degré assez fort pour exposer l'existence même, et l'air ambiant serait bientôt altéré et usé par l'acte respiratoire, ainsi que par les exhalaisons qui s'échappent incessamment du corps humain, si la ventilation ne venait à chaque instant lui rendre la pureté et la force nécessaires au complet exercice des fonctions vitales.

Quelques pièces de l'établissement sont encore chauffées par la combustion de la houille dans des poêles de fonte, qui consomment beaucoup, distribuent très inégalement la chaleur, dessèchent trop l'air, et sont enfin une cause incessante de malpropreté. Il est décidé que ce système sera complétement remplacé par celui des calorifères, généralement adopté aujourd'hui. Au moyen des calorifères, on peut, en effet, entretenir d'une manière égale et permanente, sur tous les points d'un appartement si grand qu'il soit, une température de quinze degrés, reconnue nécessaire dans les lieux d'habitation, comme une des conditions d'hygiène les plus favorables à la santé, à l'accroissement et au développement des forces. On a déjà commencé à chauffer ainsi les infirmeries, les salles d'étude et les parloirs ; on généralisera cette amélioration au fur et à mesure que l'état des finances de la maison le permettra.

En parlant des divers locaux occupés par les élèves, j'en ai fait connaître les dispositions plus ou moins favorables à ce qu'ils puissent être convenablement aérés par des fenêtres, des portes et des ventouses, et j'ai démontré que, lorsque le besoin s'en fera réellement sentir, il sera facile d'agrandir ces moyens ordinaires d'aération.

Au surplus, l'état avancé de la science permet aujourd'hui de faire mieux encore. L'un des inspecteurs généraux de l'Université, auteur de plusieurs écrits qui jouissent d'une haute estime, M. Péclet, dont le savoir est éprouvé, et dont le nom a une grande autorité, conseille, un appareil de chauffage et de ventilation tout à la fois, qui remplit toutes les conditions désirables, et coûte beaucoup moins que tous ceux qu'on a employés jusqu'à ce jour. Cet appareil, d'une grande simplicité, fournit le degré de chaleur nécessaire, ne dépouille point l'air de l'humidité dont il a besoin, et répand une chaleur très égale, c'est-à-dire que le degré de chaleur est le même à quelques mètres du poêle qu'à quelques centimètres ; enfin, cet appareil a encore l'avantage d'être disposé de manière à fonctionner pendant la belle saison sans élever la température, attendu que, s'il ne peut opérer le chauffage sans opérer en même temps la ventilation, il peut fort bien aussi ventiler sans chauffer.

Quoiqu'il soit en métal, ce calorifère, dont la surface n'est jamais extrêmement chaude, n'a point l'inconvénient d'exposer les enfants à se brûler.

L'appareil dont il s'agit est déjà mis en usage avec un grand succès dans les écoles primaires et les salles d'asile de la capitale, et l'on vient d'en établir un dans une des salles d'étude de notre collége ; le tour des autres ne tardera sûrement pas à arriver (1).

____

(1) *Instruction sur l'assainissement des écoles primaires et des salles d'asile,* par M. E. Peclet ; Paris, 1842.

Éclairage : Dans les lieux habités, un degré suffisant de lumière est encore une indispensable condition d'hygiène, et c'est aussi par l'intermédiaire de l'air atmosphérique qu'elle nous arrive. On ne saurait contester l'influence qu'exerce la clarté sur le moral et sur le physique de l'homme.

Si elle est en quantité insuffisante, l'homme est attristé, il souffre de cette absence, et son accroissement est gêné; de même que les plantes, l'homme s'étiole dans l'obscurité.

Ce serait une erreur de croire que l'on peut, sans inconvénient, suppléer la lumière solaire par une lumière artificielle, et qu'un appartement mal éclairé par les rayons du soleil qui n'y pénètrent pas en assez grande abondance, peut l'être avec les mêmes avantages par la clarté résultant de la combustion de l'huile ou de celle du gaz hydrogène carbonné ; une lumière factice ne saurait avoir sur le corps humain une action aussi salutaire que celle qui nous vient du ciel, qui agit par sa chaleur autant que par sa clarté, et sans doute même par quelque autre moyen que nous ne connaissons pas ; son influence, qui est très favorable à tous, l'est surtout aux enfants, aux vieillards et aux personnes faibles de tous les âges. Aussi longtemps que la clarté du soleil peut nous suffire, il ne faut donc pas avoir recours à une autre lumière.

En quantité surabondante, la lumière n'est pas non plus sans inconvénients. Ainsi que de tous les excitants au milieu desquels l'homme est appelé à vivre, il en faut assez, mais il n'en faut pas trop ; l'organe de la vue aurait particulièrement beaucoup à souffrir d'une excessive clarté. Ne sait-on pas que les habitants des terres australes et de tous les climats où existent des neiges éternelles qui répandent partout une blancheur éblouissante, ont généralement la vue très faible, et sont souvent frappés de cécité de très bonne heure ? Et, sans aller aussi loin, les ouvriers employés dans les forges où le charbon et le fer rougissent *à blanc*, ne sont-ils pas également soumis à ces infirmités prématurées ?

Je crois donc pouvoir conclure qu'il est d'une bonne et prévoyante hygiène qu'un collége soit construit et disposé de telle sorte que les rayons du soleil y pénètrent partout et y arrivent en abondance, comme aussi à ce qu'au besoin l'on puisse à volonté en modérer l'éclat. Il résulte encore, de ce que je viens de dire, que les heures du lever et du coucher, principalement dans la période d'accroissement de l'homme, doivent être réglées de manière qu'il n'ait jamais l'occasion de faire le jour d'une partie de la nuit, ni la nuit d'une partie du jour. C'est une règle parfaitement observée dans les colléges, mais qui, par malheur, l'est fort peu dans les familles.

Quant à l'éclairage du collége de Lyon, j'ai déjà fait remarquer que pendant le jour la plupart des lieux où se tiennent habituellement les élèves sont convenablement éclairés, et que ceux, en petit nombre, qui pourraient laisser quelque chose à désirer sous ce rapport, le seront facilement par l'agrandissement de quelques fenêtres.

Pendant la nuit, il est évident que, quelle que soit la disposition des lieux, on peut leur donner toute la clarté nécessaire. Il y a seulement ici un choix à faire dans les moyens d'éclairage. Quelques personnes ont manifesté leur étonnement de ce que le gaz, employé avec tant de succès dans tous les quartiers de la ville, où il n'a pas été l'occasion d'un seul accident notable, n'ait pas encore pénétré dans le collége, toujours éclairé par la combustion de l'huile. Ce n'est point la crainte de l'insalubrité du gaz, ce n'est ni le danger des explosions, ni celui de l'action trop vive de la lumière sur la vue, qui ont retenu jusqu'à ce jour. On sait très bien que les explosions ne sont pas à redouter dans des appartements aussi vastes que ceux du collége ; on sait que la vivacité de la lumière peut être aisément atténuée ; on sait enfin que l'influence de certains gaz plus ou moins désagréables à l'odorat, ou plus ou moins malsains, ne s'exercera jamais lorsqu'ils seront bien préparés, bien lavés , et surtout que les conduits qu'ils parcourent seront établis avec assez de soin pour que le gaz ne puisse s'en échapper avant de parvenir au point où il doit se convertir en flamme.

La raison qui , jusqu'à ce jour, s'est opposée à ce que l'on renonçât à l'ancien système d'éclairage du collége, n'est autre que la crainte de causer de l'inquiétude aux mères de famille, lesquelles, pour la plupart, se persuadent très difficilement que la lumière du gaz n'est pas sans danger. Mais lorsque le temps et l'expérience auront suffisamment démontré que ce mode d'éclairage, mis en pratique avec les soins et les précautions particulières qu'il exige, n'offre rien de dangereux, nul doute que cet établissement ne jouisse d'un procédé dont les avantages sont immenses et incontestables.

L'air atmosphérique est, suivant le temps et les lieux, plus ou moins pénétré de *fluide électrique*, et l'on ne saurait nier les effets nombreux et variés que l'air surchargé d'électricité peut produire sur l'homme : les crises nerveuses, les palpitations, l'épilepsie, la mort même, n'ont souvent pas eu d'autre cause.

Le peu d'influence du tonnerre sur les jeunes animaux semble démontrer qu'il agit aussi, et puissamment, par l'intermédiaire de l'intelligence, et son action est à redouter surtout chez les personnes d'une constitution faible et d'un tempérament nerveux. Les colléges renfermant un assez grand nombre d'individus qui se trouvent dans ces conditions , il importe de les soustraire autant que possible à cette fâcheuse influence. Pour atteindre ce but , ces établissements seront éloignés des localités exposées aux orages; les bâtiments seront surmontés de paratonnerres; et comme la frayeur que causent le bruit de la foudre et la lueur des éclairs est la principale cause des accidents , on apprendra de bonne heure aux enfants la théorie de ce phénomène céleste. Il importe surtout de leur apprendre que lorsqu'ils entendent le bruit du tonnerre et qu'ils sont frappés par la vive et rapide lumière des éclairs, tout danger a déjà cessé.

RÉGIME.

Attendu son influence sur l'organisation à toutes les périodes de la vie, et surtout durant celle de l'accroissement, le régime alimentaire entre, dans un collége, en première ligne parmi les choses que l'administration doit organiser et surveiller avec le plus grand soin.

La constitution des enfants, lorsqu'ils n'ont pas encore atteint l'âge de puberté, se signale souvent par une irritabilité fort grande; l'élément nerveux est prédominant, et, souvent aussi, l'estomac partage à un haut degré ce même caractère.

L'insouciance naturelle à leur âge ne permet pas d'espérer que les enfants observent, d'un mouvement spontané, les règles de la tempérance; ils confondent le désir des mets qui flattent leur goût avec le sentiment de l'appétit véritable, qui est l'expression réelle du besoin d'aliment, et ils cèdent d'autant plus volontiers à ce désir, que l'énergie vitale des organes digestifs résiste plus facilement, en apparence du moins, à de tels écarts de régime. Si des accidents graves n'en sont pas toujours la conséquence immédiate, ces écarts ne présentent pas moins des dangers réels, puisqu'ils deviennent la source éloignée de ces sourdes inflammations qui se manifestent plus tard dans l'appareil digestif; inflammations qui se propagent sur l'appareil respiratoire, dégénèrent en affections chroniques, avec dégénérescence organique, et finissent par donner la mort à un trop grand nombre d'enfants. (*Carreau, diarrhée chronique, phthisie pulmonaire,*etc.)

Ces courtes réflexions sur les funestes résultats de l'intempérance étaient indispensables pour faire bien sentir la nécessité d'une surveillance sévère à ce sujet.

Aliments et boissons : Les substances introduites comme aliments et comme boissons dans les organes digestifs, fournissent les matériaux au moyen desquels s'opèrent l'accroissement et le renouvellement du corps.

S'il est dans la vie une époque où l'alimentation doit être surveillée avec plus de soins qu'à toute autre, c'est donc la période d'accroissement, et par conséquent en très grande partie celle que l'homme passe dans les colléges.

La nature des aliments doit varier suivant l'âge et suivant le climat. Durant l'enfance, un régime doux, dans lequel dominent les végétaux, est généralement avantageux ; mais à dater du moment de la puberté, les aliments choisis dans le règne animal, contenant sous un moindre volume une plus grande quantité de substances assimilables, deviennent nécessaires à l'entretien d'une vie plus active au physique et au moral.

Les habitants des pays chauds préfèrent les aliments qui proviennent du règne végétal, et qui leur sont, en effet, les plus convenables. Au contraire, dans les régions septentrionales, la population se trouve bien d'une alimentation principalement animale.

Dans nos climats tempérés, dans nos colléges, où les enfants et les jeunes gens sont sans cesse occupés à des travaux de l'esprit ou à des exercices du corps, l'alimentation qui leur convient doit être végétale et animale, et plus ou moins l'une que l'autre, selon le caractère de la constitution atmosphérique qui règne le plus habituellement.

Le pain joue un si grand rôle dans la nourriture de l'homme, qu'il doit être rangé en première ligne parmi les aliments dont la surveillance est d'une haute importance dans les colléges. Les farines doivent être choisies par des personnes capables de reconnaître les altérations qu'elles sont susceptibles d'éprouver ou que l'on peut leur faire subir; la manutention du pain ne doit être confiée qu'à des boulangers experts; enfin, et surtout, le local où il se fait et se conserve doit être situé et disposé de manière que cette conservation ait lieu sans qu'il en puisse résulter aucune altération.

Les mauvaises farines, qui font par conséquent de mauvais pain, se reconnaissent à leur odeur acide ou ammoniacale, à une couleur rougeâtre ou d'un blanc terne, à des taches noires semblables à des piqûres, enfin à une saveur âcre et piquante.

Le pain dit *de ménage* est le meilleur que l'on puisse employer dans les colléges; il est plus savoureux et plus nutritif que les autres, et peut se conserver plusieurs jours sans devenir trop sec.

Les altérations que le pain offre le plus généralement sont : la moisissure, l'excès dans la proportion d'eau nécessaire à sa confection, et qu'une cuisson incomplète ou précipitée retient dans la mie pour faire poids, et les sophistications à l'aide de l'alun et du sulfate de cuivre. La seule inspection suffit pour reconnaître quelques-unes de ces altérations, et les autres peuvent être facilement signalées par des procédés chimiques assez simples.

Au collége de Lyon, le pain se fait dans la maison même, c'est un moyen assuré de prévenir la plupart des inconvénients que je viens d'indiquer, et la surveillance que sa manutention exige est en outre bien plus facile à exercer qu'elle ne le serait chez le boulanger. Le local affecté à ce service se trouve dans une des dépendances de la cuisine; un rez-de-chaussée et un entresol y sont consacrés; les farines se conservent bien dans ce dernier endroit, qui est peu éloigné du four, et qui n'en est cependant pas assez près pour que sa chaleur ait une action nuisible.

Après le pain, la viande est l'aliment qui a le plus grand besoin d'être sain et bon. Les principes nutritifs fournis par la chair des animaux sont : la fibrine, l'osmazôme, l'albumine, la gélatine et la graisse ; or, les viandes ne diffèrent que par les proportions diverses de ces principes, et celles où ces proportions se réunissent de la manière la plus favorable à la conservation et à l'entretien de la santé, sont les viandes dites de boucherie, bœuf, mouton et veau. Viennent ensuite les chairs de volaille et les poissons, qui sont faciles à digérer, qui le sont trop même pour que l'on puisse en composer exclusivement un régime habituel.

La viande de boucherie doit réunir les qualités suivantes : être d'un rouge clair et non sanguinolent ; avoir une certaine quantité de graisse et un certain degré de fermeté ; être presque sans odeur et provenir d'animaux ni trop jeunes, ni trop vieux ; les premiers contiennent trop de gélatine, et pas assez de matière nutritive ; et les seconds fournissent une chair coriace et rebelle à l'action que doivent exercer sur elle les organes digestifs. Pour ne pas être d'une difficile digestion, il importe que la viande ne soit pas mangée trop fraîche, et qu'il se soit écoulé vingt-quatre heures au moins depuis l'instant où l'animal a été abattu ; il est sans doute inutile d'ajouter qu'il ne faut pas non plus qu'elle soit trop vieille. Enfin, il est surtout essentiel qu'elle provienne d'animaux sains, malgré tout ce qu'ont dit des auteurs nombreux, dont le nom a une grande autorité, sur la prétendue innocuité de la viande des animaux malades (1).

Il n'en est pas de la viande comme du pain, dans notre collége elle est four-

(1) Voyez *Traité d'hygiène publique et privée*, par Michel Lévy, etc., tome II, page 633 et suivantes.

nie par un boucher de la ville, mais toutes les mesures sont prises pour en assurer la bonne qualité; l'administration choisit l'un des bouchers qui ont le plus de réputation : c'est déjà une garantie pour les parents que de savoir que la viande dont on nourrit leurs enfants sort d'une boutique bien famée. De plus, l'économe exerce une surveillance sévère sur les provisions de viande que l'on apporte chaque jour, comme sur tous les autres comestibles.

Il n'y a plus et il ne doit plus y avoir de tueries dans les villes, encore moins dans les établissements particuliers; les inconvénients qui en résulteraient au point de vue de la salubrité, dépasseraient trop les avantages qui pourraient en résulter sous d'autres rapports.

L'usage exclusif des farineux peut causer un trop grand développement du système lymphatique. Il faut donc se tenir en garde contre cet inconvénient, surtout à Lyon, où le tempérament du plus grand nombre se fait déjà remarquer par une légère prédominance lymphatique. De là, la nécessité d'associer à l'usage des farineux des aliments un peu plus stimulants, et des boissons légèrement spiritueuses.

Quelques semences à fécule, telles que les haricots, les pois, etc., sont entourées d'une pellicule dure et difficile à digérer. Dans les établissements où l'on en fait un fréquent usage, il conviendrait de les manger souvent en purée; elles seraient moins venteuses et d'une digestion plus facile.

Tous les aliments fournis par le règne végétal doivent être l'objet d'une surveillance particulière; ils doivent être de bonne qualité et préparés de façon à ce qu'ils ne perdent pas leurs propriétés naturelles.

L'eau est le meilleur liquide, on pourrait même dire le seul qu'il convienne d'employer pour étancher la soif, et si l'on peut arriver au même résultat par d'autres boissons, ce n'est qu'au moyen de la partie aqueuse qui s'y rencontre qu'elles satisfont ce besoin. L'eau joue dans la digestion un rôle d'une extrême importance ; prise sans mélange, elle est essentiellement rafraîchissante. Dans l'estomac, elle dissout les aliments, et, quoique bue à doses réitérées et abondantes, elle n'excite jamais trop la muqueuse gastrique : elle diminue l'action stimulante des liquides sur les solides en divisant les molécules organisées, et en les empêchant de réagir les unes sur les autres.

Suivant la nature du tempérament, suivant l'état de la constitution, la boisson doit être plus ou moins rafraîchissante, plus ou moins stimulante. De là l'utilité de son mélange avec le vin ou

avec d'autres liqueurs plus ou moins alcoolisées.

D'après cela il est facile de reconnaître
que, dans tous les grands établissements,
il importe d'avoir en abondance une eau
qui réunisse toutes les qualités désirables.
Or, celle du Rhône, qui remplit les puits
du collége, me paraît offrir toutes ces
conditions : elle est, en effet, d'une satisfaisante composition chimique, elle est
clarifiée par les sables et les graviers
qu'elle traverse avant d'arriver dans ces
puits, et elle est suffisamment aérée dans
son cours rapide sur un lit dont aucune
végétation ne compromet la salubrité.

Mélangée avec plus ou moins de vin,
l'eau est, comme je viens de le démontrer, la boisson la plus convenable dans
nos climats. C'est aussi celle dont on fait
usage dans nos colléges.

La bière fabriquée à Lyon est bonne et
assez forte ; elle pourrait également fournir une boisson très salutaire, mais elle a

l'inconvénient d'être d'une conservation difficile et d'exiger beaucoup de soins.

Quoique l'administration publique fasse surveiller avec un grand soin la nature des comestibles mis en vente, il n'est pas moins du devoir de l'administration particulière de tout grand établissement, et spécialement des colléges, d'établir, par le ministère des agents qu'elle emploie, une sorte de contrôle de cette surveillance générale, en faisant examiner scrupuleusement tous les aliments qui s'y consomment. Si bien exercée qu'elle puisse l'être, il est impossible, en effet, que cette surveillance générale le soit, dans une grande ville, d'une manière assez complète pour que rien ne lui échappe ; et dans les petites villes, dans les campagnes à plus forte raison, elle l'est ordinairement très mal, souvent même elle ne l'est pas du tout.

Organisation du régime étudiée dans le collége de lyon : — La nature du climat, l'âge et le genre de vie sont donc trois choses à prendre en sérieuse considération lorsqu'il s'agit de régler le régime dans un établissement dont le personnel est nombreux.

Ainsi, le climat de Lyon, assez souvent humide et froid mais généralement tempéré, demanderait une nourriture mixte et cependant fortifiante.

La sensibilité des tissus, et surtout des organes digestifs, qui est si souvent excessive dans le jeune âge, tandis que la tonicité y est si souvent insuffisante alors; l'activité cérébrale naturelle à cette même époque de la vie, et, augmentée encore par la tension de l'esprit, résultat inévitable des études; enfin, les besoins de l'accroissement, sont autant de motifs qui réclament pour la jeunesse en général une nourriture plus animale que végétale.

D'où je conclus que dans notre collége les aliments doivent contenir plus de parties nutritives, et que la viande doit y prédominer, comme cela est en effet.

Attendu les deux âges bien différents qui se trouvent réunis dans cet établissement, peut-être serait-il bon d'avoir deux menus, l'un pour la table des petits, l'autre pour celle des grands.

Dans le collége de Lyon, les élèves font quatre repas par jour : le déjeuner à sept heures et demie, un potage et du pain à discrétion ; le dîner à midi, un potage, deux plats, du dessert, pain à discrétion, et du vin étendu dans trois quarts d'eau (1); le goûter à quatre heures, du pain ; et le souper à huit heures un quart, deux plats et du dessert.

Un intervalle de quatre heures s'écoule

(1) Voici le menu des repas d'un jour pris au hasard. Dîner : soupe grasse, bœuf au naturel, mouton aux haricots, dessert. Souper : cotelettes de mouton grillées, panées ; salade.

donc entre chaque repas ; c'est le temps nécessaire pour que la digestion s'accomplisse.

Les aliments se composent de viande de boucherie deux fois par jour (souvent même on en sert deux plats au dîner), de poisson , d'hortolage , de charcuterie une fois la semaine seulement , et de préférence aux jours de sortie ; de volaille et de gibier une trentaine de fois par an.

Les jours maigres sont observés, mais seulement trois fois la semaine durant le carême.

Je ne pense pas , comme certains auteurs (1), que durant toute l'année on doive s'abstenir de viande au repas du soir. Je crois, au contraire, que dans une ville comme la nôtre, où les conditions météorologiques changent si souvent, où des pluies fréquentes amènent presque

____

(1) *Nouveau Traité d'hygiène de la jeunesse,* etc. , par Simon, de Metz, page 98.

toujours un froid subit auquel les enfants sont particulièrement sensibles; je crois, comme je l'ai déjà dit, que l'organisme a plus besoin qu'ailleurs d'être prémuni, par un régime habituellement fortifiant, contre de pareilles influences. Cela est même d'autant plus nécessaire aux élèves d'un collége, qu'ils sont dans la période de croissance, qu'ils travaillent davantage et font plus d'exercice. J'estime donc qu'à Lyon il est d'une excellente hygiène que les élèves du collége mangent de la viande aux deux principaux repas, ceux-ci étant séparés par des intervalles assez longs pour que la digestion ait le temps de se bien opérer. Il est même bon nombre de ces élèves qu'une santé délicate ou un tempérament lymphatique exagéré, comme il s'en rencontre trop souvent, met dans l'obligation de faire gras les jours maigres, et qui, en ce cas, dînent et soupent à l'infirmerie.

Les repas intermédiaires, le déjeuner

et le goûter, doivent être et sont en effet légers. Le goûter, ne se composant que d'un morceau de pain, a l'avantage d'apprendre aux jeunes gens à se contenter, au besoin, d'une nourriture frugale.

La charcuterie étant servie de préférence les jours de sortie, le nombre des élèves qui en mangent est très peu nombreux.

Les poissons salés, la morue par exemple, ne paraissent pas souvent sur les tables ; ils ont des propriétés aphrodisiaques, et ne conviennent pas à l'adolescence, surtout aux approches du printemps ; la santé, d'accord avec la morale, fait une loi de s'en abstenir.

La préparation des aliments est généralement simple ; c'est une condition d'hygiène assez volontiers mise en pratique dans les cuisines de tous les grands établissements ; l'abus des condiments stimulants serait pernicieux pour les jeunes gens dont l'exercice seul doit aiguiser l'appétit. Les chairs des animaux âgés, cuites à l'éotuffée, ne conviennent pas mieux ; ce genre de cuisson, qui a l'avantage d'attendrir la fibre musculaire, a l'inconvénient de développer l'osmazôme et de rendre la viande trop excitante. Il en est de même des chairs que l'on fait mortifier pour les rendre plus tendres par un commencement de fermentation, ainsi que de celles que l'on fait macérer et cuire dans du vin avec différentes épices. C'est en ménageant la sensibilité des organes digestifs de la jeunesse que vous préviendrez des maladies graves, et que vous lui assurerez, pour un long avenir, le plaisir naturel qui doit accompagner l'exercice des fonctions de cet appareil d'organes.

Le silence est ordonné pendant toute la durée des repas ; par conséquent, point de temps perdu en causeries, point de ces distractions nuisibles à la digestion, auxquelles pourraient donner lieu les altercations, les querelles. Les aliments que l'on prend au milieu du silence et de la tranquillité d'esprit produisent un chyle meilleur, plus substantiel et plus nourrissant ; la santé des enfants qui mangent à la table de leur famille, et que l'on est trop souvent obligé de gronder et de faire pleurer en les envoyant achever leur repas avec les domestiques, souffre plus qu'on ne le croit de toutes ces petites perturbations.

La durée des principaux repas est de vingt-cinq minutes, c'est le temps que la plupart des enfants y consacrent volontairement, à moins de circonstances extraordinaires. Quand le maître d'étude voit que l'heure approche et que chacun est près de finir, il donne un premier avertissement, et quelques minutes après le second, qui est le signal du lever de table. Cet usage est salutaire ; un premier avertissement, en mettant chacun sur ses gardes, empêche que le second ne surprenne trop brusquement, et n'expose quelques élèves à avaler avec une précipitation qui peut devenir très nuisible.

La mastication est l'un des premiers actes de la digestion ; il en est aussi l'un des plus importants. Avant d'arriver dans l'estomac, les aliments ont besoin d'être divisés et imprégnés de salive, et quand ce premier travail est incomplet, il faut, pour y suppléer, que celui de l'estomac soit plus long, plus énergique. Or, tout organe essentiel à la vie, qui fonctionne habituellement d'une manière trop active et anormale à la fois, peut contracter le germe de maladies graves. Les mesures tendant à ce que la mastication soit complète sont donc d'une bonne et prudente hygiène, indispensable surtout à l'enfance et à la vieillesse. Il faut, par conséquent, exiger que les enfants restent à table pendant un certain temps. On pourrait citer, à l'appui de l'utilité de cette condition hygiénique, l'exemple des Trappistes ; la règle leur impose de suspendre quatre fois à chaque repas, et durant quelques minutes , l'ingestion des aliments, ou , autrement dit , l'action de les porter à la bouche ; précaution qui les oblige de mâcher plus longtemps, et qui est particulièrement nécessaire chez ces religieux dont l'appétit est souvent aiguisé par un long jeûne.

Après le dîner, récréation ; après le souper, la prière et le coucher ; par conséquent, à la suite des principaux repas , point d'étude longue et pénible, qui pourrait apporter du trouble dans la digestion.

Le menu des repas est arrêté le dimanche pour toute la semaine. Si le médecin juge que la saison ou le caractère des maladies régnantes exigent quelques modifications dans le régime, il doit en adresser la demande au proviseur.

La préparation des aliments se fait sous la surveillance de ce chef du collége et de l'économe. Une commission, choisie dans le sein du conseil académique, visite, de temps à autre, la cuisine à l'heure des repas, et déguste les différents mets au moment où l'on va les servir.

Le vin, étendu d'eau dans la proportion que j'ai dite, est la boisson des élèves du collége à leurs principaux repas. Je suis loin d'adopter l'opinion de M. Simon, de Metz, sur l'usage du vin : je le crois utile à la jeunesse, au moins dans notre ville; affaibli ainsi qu'il l'est par son mélange avec l'eau, il ménage suffisamment la sensibilité de l'estomac, qui, plus tard, pourra avec avantage être excitée par des vins plus purs et plus généreux. Je crois, en général, qu'il serait dans l'intérêt de la longévité de se priver, durant l'enfance et la jeunesse, de toute boisson plus stimulante que le mélange en usage dans nos colléges, et par conséquent de proscrire absolument le vin pur, les liqueurs, le café, etc. Cette privation est le seul moyen de se réserver cette sorte de jouissance pour un temps où elle peut même être favorable, et de prolonger autant que possible la durée et l'activité des facultés digestives.

L'usage des liqueurs alcoolisées doit donc être et est, en effet, expressément défendu dans les colléges.

Aux termes des règlements universitaires, le vin, la viande, la farine, etc., enfin tous les comestibles dont un grand établissement doit toujours être approvisionné, sont achetés, par voie d'adjudication publique, aux vendeurs qui offrent les meilleures conditions. L'adjudication est tranchée par le conseil académique, qui examine la marchandise sous le triple rapport de la bonté, de la qualité et du prix.

Le collége de Lyon est généralement fourni de bons comestibles; tous les établissements de ce genre étant à peu près forcés de se contenter des productions fournies par les localités les plus rapprochées, et peu de villes étant à cet égard plus favorisées que la nôtre.

Le Beaujolais et le Mâconnais nous alimentent de bons vins, légers, agréables au goût, et toniques sans être spiritueux et excitants comme le sont, par exemple, ceux qui proviennent des vignobles du Midi.

D'excellents bœufs nous arrivent du Charollais et de la Bresse.

De bons moutons nous viennent aussi du Charollais, ainsi que des environs de Lyon.

Le Lyonnais et le Beaujolais nous fournissent d'assez bons veaux.

Enfin, les farines de Bourgoin sont réputées excellentes, et la Bourgogne nous en envoie également de très bonnes.

Ces quelques pages, sur le régime alimentaire du collége, suffisent pour démontrer que les règles de l'hygiène y sont parfaitement observées. La régularité des repas, les intervalles suffisants et uniformes qui les séparent, et la bonté des aliments, sont des conditions dont l'ensemble constitue une véritable médecine prophylactique dont les effets sont des plus heureux.

En effet, il ne se passe pas d'année sans que je sois à même de remarquer des enfants, qui, arrivés avec une constitution faible, ou qui étaient fréquemment malades sous le toit paternel, et qui sont, en peu de mois, devenus forts et bien portants.

Des faits de cette nature n'ont rien, au reste, qui doive étonner l'homme expérimenté et initié à l'influence des bonnes conditions hygiéniques sur le développement du corps et des forces physiques, sur la conservation de la santé, et même sur la guérison des maladies.

Mais ce n'est pas seulement sur les forces physiques qu'un régime alimentaire bien ordonné exerce une aussi heu-

reuse influence ; il agit non moins heureusement sur les facultés de l'intelligence. L'un des médecins les plus spiri-
tuels de notre siècle, Reveillé-Parise, a
dit : « C'est une vieille et excellente
» maxime, toujours répétée par le bon
» sens, la philosophie et la médecine,
» que la tempérance est la mère nourrice
» du génie. »

Pour compléter ce que j'ai à dire relativement à l'air, ainsi qu'aux aliments
considérés dans leurs rapports avec les
besoins de l'homme pendant les premières
périodes de son existence, je vais consigner ici quelques réflexions tendant à
faire encore mieux sentir l'utilité d'une
sévère surveillance sur le régime alimentaire appliqué à l'enfance et à la jeunesse.

Ces réflexions s'adressent, pour le
moins, autant aux pères de famille
qu'aux personnes chargées de la direction des établissements consacrés à l'ins-

truction publique. On ne saurait nier, en effet, que c'est surtout sous le toit paternel qu'ont lieu ces écarts de régime qui nuisent, chez beaucoup d'enfants, au développement physique et, par conséquent, à celui des forces qu'il leur importe d'acquérir.

Dans la pensée de leur procurer ces forces, ou pour les habituer à manger de tout, on les gorge d'aliments, souvent même d'aliments malsains; comme aussi, pour ne point se gêner eux-mêmes dans leurs habitudes, les parents leur imposent l'obligation de se conformer à leurs usages, soit pour le nombre des repas, soit pour la distance établie entre eux, ce qui, sous un rapport comme sous l'autre, ne saurait convenir à des enfants.

Quelques auteurs soutiennent que l'utilité d'un air pur doit marcher bien avant celle des aliments salubres. Quant à moi, il me semble d'abord qu'une discussion sur un pareil sujet est au moins oiseuse, attendu qu'il est hors de doute que l'intégrité des fonctions respiratoires et des fonctions digestives est également indispensable. Si, ensuite, j'avais à me prononcer sur l'importance réciproque de chacune d'elles, ainsi que sur le point de savoir laquelle des deux mérite le plus d'être l'objet des soins et de la sollicitude des administrateurs d'un collége, et de celle aussi de tous les pères de famille, je donnerais sans hésiter la préférence aux secondes sur les premières, et voici sur quels motifs je me fonderais :

Les écarts des règles de l'hygiène, dans l'exercice des fonctions digestives, exposent à un bien plus grand nombre de maladies, et de maladies bien plus graves, que ne le font d'ordinaire les écarts des mêmes règles dans l'exercice des fonctions respiratoires.

Les organes digestifs sont moins habiles que les organes respiratoires à choisir, parmi les substances ingérées, les prin-

cipes qui leur conviennent, et à repousser ceux dont les propriétés sont plus ou
moins délétères.

Le goût est un sens dangereux qui nous
engage souvent à prendre trop d'aliments
alors qu'ils nous plaisent, ou à donner la
préférence à ceux qui nous sont nuisibles.
Au contraire, l'odorat nous avertit quand
l'air que nous respirons n'est pas salubre,
et nous nous en éloignons naturellement,
aucun attrait ne nous portant, comme
pour les mets, à le respirer quand même.
Dans un air composé d'éléments hétéro-
gènes, le poumon sait choisir les principes qui seuls sont propres à l'hématose,
sans d'ordinaire souffrir en rien de la présence de ceux qui ne lui sont point nécessaires.

S'il pouvait donc y avoir une différence
dans l'activité qu'exige la surveillance relative à la conservation d'organes aussi
essentiels à la vie que le sont ceux de la
respiration et ceux de la digestion, ce se-

raient assurément les derniers qui récla-
meraient le plus de soins, puisqu'ils sont
les moins capables de résister à l'influence
des nombreuses causes morbides auxquelles ils sont journellement exposés,
puisque ce sont ceux encore qui se trouvent le plus souvent affectés par l'oubli
des règles de l'hygiène qui leur sont applicables.

Inutile sans doute de conclure de là
que, dans un collége, le régime alimentaire doit être l'objet de la plus vive
sollicitude de l'administration, et que
les pères de famille qui gardent chez eux
leurs enfants n'auraient rien de mieux
à faire que de les assujétir à un régime
alimentaire analogue à celui que l'on
observe ordinairement dans les colléges.

VÊTEMENTS.

Les vêtements doivent varier suivant le pays qu'habite l'homme, suivant son âge, et suivant l'état de sa constitution, faible ou forte, nerveuse ou lymphatique, etc. Toutefois, les considérations générales dans lesquelles je vais entrer ne s'appliquent qu'aux vêtements nécessaires dans les climats tempérés, et aux enfants de l'âge de *neuf* à *dix-huit* ans. Quant aux variations que l'habillement doit subir suivant la constitution individuelle, je n'en parlerai point ici, attendu qu'il est difficile d'en tenir compte dans un collége, et je renvoie à l'article *Service de santé*, ce que j'ai à dire à ce sujet. En effet, les modifications de ce genre qui peuvent être exigées ne sauraient être prescrites que par le médecin, et ne doivent s'étendre qu'au plus petit nombre possible d'élèves, c'est-à-dire à ceux-là seuls dont la santé serait sérieusement compromise si l'on ne prenait point à leur égard de certaines précautions exceptionnelles.

Au collége, la tête doit rester habituellement découverte. Les usages de la société exigeant qu'il en soit souvent ainsi, il convient d'en contracter l'habitude dès l'enfance. D'ailleurs, les cheveux étant d'ordinaire assez épais à cet âge, la coiffure est bien moins nécessaire.

Le chapeau rond est en usage dans ces établissements, quoique depuis longtemps on en ait signalé les inconvénients. Il ne tient pas bien, à moins qu'il ne presse et ne comprime la tête, ce qui excite des boutons et des rougeurs sur le front. En outre, l'air renfermé entre le fond du chapeau et le cuir chevelu ne se renouvelant point, entretient une chaleur qui active la transpiration, ce qui devient d'autant plus incommode que la sueur s'écoule

parfois sur la face. La casquette, propo-
sée par un auteur moderne (1), ne me
paraît pas abriter suffisamment la tête,
et n'est pas, d'ailleurs, assez habillée.
Je lui préférerais, aux couleurs près, une
coiffure analogue au képy que portent
maintenant nos soldats d'Afrique; coiffure qui tient le milieu entre la casquette
et le schako.

Pendant la nuit, les collégiens doivent
avoir la tête couverte d'un bonnet en toile
de fil de chanvre, de coton ou de soie,
suivant la saison.

L'habit, le gilet et le pantalon sont en
drap; en été seulement, le pantalon doit
être d'une étoffe légère. Il est essentiel
que les draps soient d'un tissu épais, fin
et serré; ce n'est qu'à ces trois conditions
qu'ils peuvent défendre l'enfance contre
les rigueurs de la température, quelque

(1) *Traité d'hygiène publique et privée*, par Michel
Lévy, etc. Paris, 1845.

fois assez froide et souvent humide dans nos grandes villes.

L'usage des gants doit être recommandé; ils préviennent le développement des engelures ; donnent des habitudes de propreté et contribuent enfin à la conservation de la sensibilité du derme, condition indispensable au parfait exercice du toucher, si utile dans toutes les circonstances de la vie.

Les guêtres ont un inconvénient, celui d'exiger un peu trop de temps pour les boutonner ; mais elles ont aussi , chez les enfants surtout , d'asssez grands avantages. En fixant les souliers sur le talon , elles garantissent des ampoules durant la marche et des engelures pendant l'hiver. Elles peuvent aussi prévenir l'engorgement des jambes, qui a lieu parfois à la suite de promenades un peu longues , ou même alors seulement que l'on reste long-temps debout.

Les souliers sont préférables aux bot

qui habituent les enfants à une trop forte chaleur des jambes et des pieds, et qui favorisent une transpiration souvent fétide. Il importe que les souliers soient forts, mais d'un cuir souple, attendu que dans la jeunesse la peau est facile à entamer. Les talons doivent être peu élevés, afin de ne pas exposer aux entorses.

Les chemises peuvent être en fil de chanvre ou de coton. Quand la toile n'est pas trop fine, les chemises qui en sont faites ont sur les autres quelques avantages. Par les plis qu'elles forment et par le frottement qu'elles exercent sur le derme, elles le rendent moins impressionnable aux légères influences atmosphériques. La toile de coton est plus chaude; des motifs de santé peuvent donc, en certains cas, lui faire donner la préférence.

Quelques auteurs prétendent que les chaussettes valent mieux que les bas, parce que ces derniers nécessitent des jarretières qui compriment les tendons et les vaisseaux. Mais je pense que les jarretières élastiques, en usage aujourd'hui, n'ont pas l'inconvénient que l'on redoute, et que les bas doivent être préférés, attendu qu'ils conservent mieux la chaleur des membres. Les bas seront en fil de chanvre, de coton ou de laine, mais des causes de santé doivent seules faire adopter la laine.

La cravate doit être en soie, mais d'un tissu épais : ce n'est qu'à cette condition qu'elle sera aussi chaude que la laine. Je pense qu'il serait bon, comme le recommande Pavet de Courteille (ouvrage cité, page 37), que pendant l'hiver la cravate renfermât un petit coussin léger en poil de sanglier, qui aurait l'avantage de la maintenir mieux appliquée contre le cou et de le mettre à l'abri des impressions du froid et de l'humidité, source si ordinaire des maladies des organes qui composent l'appareil de la respiration.

On voit que je suis loin de partager l'opinion de Simon, de Metz, (ouvrage cité, page 83), qui proscrit absolument l'usage de la cravate, surtout chez les étudiants, attendu, dit-il, que cet usage, inconnu des anciens, apporté à Paris il y a à peine un siècle par un régiment de Croates, et répandu assez rapidement presque dans toute l'Europe, doit être considéré non pas comme un besoin du climat, mais seulement comme une mode imaginée par le goût, par le caprice; cet usage a, d'ailleurs, suivant cet auteur, de graves inconvénients pour la santé, la compression du cou pouvant donner lieu à diverses maladies du cerveau.

Ces motifs de réprobation de la cravate me paraissent plus spécieux que concluants. Les anciens, dites-vous, ne portaient pas de cravate! mais la chemise est également de date récente, en conclurez-vous qu'elle ne soit pas utile à la santé ? Ne sait-on pas, d'ailleurs, que les maladies offrent des différences suivant les siècles, et que telle médication, tel ordre surtout de moyens hygiéniques, peu utiles à une époque, deviennent souvent nécessaires à une autre; et *vice versâ.*

Par son ensemble, le costume des élèves des colléges royaux entretient une chaleur suffisante, et, ce qui est au moins aussi nécessaire, il n'est pas exclusivement chaud. Il importe que les jeunes gens soient vêtus de manière à prendre l'habitude de supporter un certain degré de froid, pour qu'ils n'y deviennent pas trop sensibles quand ils sont exposés à passer par différentes températures. Un des meilleurs moyens de les prémunir contre ces variations est sans doute de ne pas les accoutumer à des vêtements trop chauds. Il serait bon, toutefois, qu'il y eût, à cet égard, quelque différence entre le costume des petits et celui des grands, surtout entre celui des enfants d'une constitution délicate, et celui des élèves d'une constitution forte. Je conseille souvent aux premiers d'ajouter, pendant la mauvaise saison, l'usage de la flanelle aux vêtements ordinaires du collége.

A cet égard encore, il est certain que l'usage suivi, quant aux vêtements, dans les colléges, est, sous le point de vue hygiénique, de beaucoup préférable à ce qui se pratique journellement dans les familles. Dans ces établissements, le costume des élèves, parfaitement en rapport avec la nature du climat, est on ne peut plus favorable à la conservation de la santé et aux besoins de l'accroissement ; et, par malheur, il n'en est pas ainsi pour les enfants qui restent sous le toit paternel. Tantôt, dans la pensée de leur donner de la force, leurs parents les exposent journellement aux rigueurs de la saison, avec des habillements trop légers pour en garantir ; c'est là une grave erreur, car lorsque l'organisme est obligé de lutter contre ces rigueurs, la santé et l'intelligence en souffrent également. La plupart de nos grands génies sont nés dans les contrées méridionales. Cherchons donc, par des moyens artificiels, à entourer l'enfance d'une température qui se rapproche autant que possible de celle de ces beaux pays. Tantôt, au contraire, les enfants élevés chez eux sont accoutumés à vivre, pour ainsi dire, dans des serres chaudes, et à ne sortir, en hiver, que surchargés de vêtements qui les maintiennent dans un état anormal de chaleur et de transpiration extrêmement dangereux ; car cette habitude rend on ne peut plus funestes les changements subits de température.

VÊTEMENTS DES ÉLÈVES DU COLLÉGE DE LYON. — Ils se composent d'un habit, d'un gilet et d'un pantalon en drap d'Elbeuf bleu de roi (en été, le pantalon est d'une étoffe plus légère), d'un chapeau rond en feutre, d'une cravate de taffetas noir, d'un caleçon de toile, de bas de coton, d'une chemise, d'un mouchoir en toile, et de souliers forts. Pour la nuit, on a un bonnet de coton ou un serre-tête en toile, et des draps de lit qui sont en toile également; les matelas sont en laine.

Ce costume a plusieurs avantages; les conditions de propreté et de salubrité désirables sont bien remplies par la toile immédiatement appliquée sur la peau, par des étoffes de laine recouvrant et enveloppant d'une manière convenable le corps et les membres, par des cravates de soie, tissus tous très aptes à conserver la chaleur naturelle, et enfin par une bonne chaussure. C'est là, certainement, le vêtement le plus propre à prévenir les affections catarrhales et rhumatismales si fréquentes dans nos climats.

Par la nature des tissus employés,

comme aussi par la forme de ces habits, le corps n'est guère impressionnable au froid, condition fort essentielle à l'entretien de la santé. La diminution de la transpiration cutanée s'accompagnant toujours de l'exaltation de la transpiration pulmonaire, il est évident que toute disposition d'habillement qui ne tendrait pas à prevenir le premier effet, serait favorable au développement des maladies du poumon, auxquelles la jeunesse n'a déjà que trop de tendance.

Les enfants maigres, surtout lorsque leur constitution est faible et irritable, sont très accessibles au froid, et s'ils ne sont pas suffisamment vêtus, la transpiration cutanée, habituellement comprimée par l'abaissement de la température, devient une cause prédisposante et permanente de douleurs de tête, de fluxions des gencives, de carie dentaire, de maladies de l'appareil respiratoire, etc., etc.

L'habillement des enfants doit donc être particulièrement surveillé.

Tous les élèves internes des colléges royaux ont un costume uniforme ; il serait bien , je crois, que les externes en eussent un aussi , mais différent de celui des premiers. L'habit de ceux-ci a la coupe du frac militaire ; le gilet est droit et boutonné du haut en bas ; les boutons sont en cuivre doré, et portent ces mots : *Collége royal de ....*
Considéré comme uniforme, ce costume a de précieux avantages. Il est une garantie contre la mauvaise conduite , la crainte d'être reconnu et signalé arrêtant l'élève tenté de fréquenter des lieux où son devoir lui défend de paraître. Le changement de costume est, il est vrai, un moyen d'échapper à cette crainte ; mais, pour ce travestissement, il faut du temps, des vêtements et un lieu sûr ; or, tout cela constitue un obstacle encore

assez grand, et qui suffit généralement pour contenir les tentations. Sous l'uniforme du collége, l'amour-propre poussera celui qui le porte à se conduire avec dignité et à faire honneur à l'établissement auquel il est fier d'appartenir. Ce sentiment d'amour-propre et de respect de soi-même est le plus puissant mobile des belles actions et de la bonne conduite. Et combien d'hommes se comporteraient mieux s'il était possible qu'ils portassent leur nom écrit sur la poitrine.

En cas d'accident arrivé hors du collége, l'élève, grace à son costume, trouvera bien plus facilement aide et protection ; en cas d'évasion, il sera bientôt reconnu et ne pourra se soustraire longtemps aux recherches. Enfin, un vêtement uniforme et sévère empêche les jeunes gens de contracter des habitudes de mode et de luxe, et ne laisse pas de place au sentiment de jalousie qu'éprouveraient naturellement quelques élèves à se voir vêtus moins élégamment que leurs camarades.

SERVICE DE PROPRETÉ.

La propreté est un puissant moyen de conserver la santé, et quoique, à force d'avoir été démontrée par l'expérience, cette vérité soit devenue triviale, s'il était possible que les plus incrédules exigeassent des faits pour s'en convaincre, il suffirait sans doute de citer le suivant que nous fournit l'histoire de la médecine. La lèpre et d'autres maladies cutanées non moins graves, non moins hideuses, produites par la malpropreté de la peau mise en contact immédiat avec des vêtements de laine irritants de leur nature et difficiles à tenir propres, n'ont disparu que vers le milieu du seizième siècle, lorsque l'usage des chemises fut devenu général.

Il est donc de la nécessité la plus indispensable, la plus urgente, que les principes d'hygiène relatifs à la propreté soient rigoureusement observés partout, et particulièrement dans les grandes agglomérations d'individus, telles, entre autres, qu'un collége. Aussi voyons-nous que les règlements de l'ancienne Université en faisaient une loi dont l'application était l'objet d'une surveillance spéciale.

Pour faire mieux sentir encore combien la propreté est essentielle, et avant d'indiquer par quels moyens elle est entretenue au collége royal de Lyon, voyons comment l'état contraire peut altérer la santé et même compromettre la vie. La malpropreté agit de deux façons : premièrement, les différentes matières qui s'attachent au derme et y demeurent, sont souvent âcres et irritantes ; elles peuvent, conséquemment, déterminer des maladies par le seul fait de leur contact. Secondement, ces mêmes matières, en bouchant les pores, mettent une gêne, une entrave à leur action transpiratoire, et peuvent occasionner ainsi les affections nombreuses qui résultent d'une diminution de transpiration. Enfin, la peau est le siége d'une sorte de respiration, elle absorbe une certaine partie de l'oxigène contenu dans l'air, et elle dégage une certaine quantité d'acide carbonique. Or, on conçoit qu'il est d'une grande importance qu'elle soit constamment entretenue dans un état de parfaite propreté si l'on veut qu'elle jouisse, dans toute sa plénitude, de l'exercice de cette fonction, l'une des plus essentielles.

Étudions maintenant les règles de l'hygiène relatives à la propreté, dans leur application au régime du collége royal de Lyon. La propreté doit être considérée sous deux rapports dans cet établissement : celle des lieux et celle des personnes.

Propreté des lieux. Elle est favorisée par les plafonds et les parquets établis depuis quelques années dans la plupart des pièces dont se composent les bâti-

ments; elle est entretenue par le balayage
comme aussi par le soin que l'on apporte
à faire blanchir et repeindre de temps à
autre les murs et les boiseries ; la majeure
partie des salles sont cirées et frottées ; le
lavage à grandes eaux ne se pratique dans
aucun des locaux habités par les élèves,
ce moyen étant dangereux dans un pays
tel que le nôtre, où la température est
souvent froide et humide.

Propreté des personnes. Ici, le lavage
n'a point d'inconvénients, par la raison
qu'après avoir été mouillé, le corps peut
être immédiatement essuyé et parfaitement séché, et que le derme ne reste pas
imprégné d'eau comme il arrive à des
carreaux ou à une boiserie. Le lavage dé-
barrasse la peau des matières salines et
animales que la transpiration y dépose
sans cesse, et dont le séjour pourrait
engendrer diverses maladies.

A l'entrée de chaque dortoir est placée
une fontaine garnie de nombreux robi-

nets ; aucun élève ne peut sortir avant de s'être lavé les mains, la face et le cou ; le censeur, l'économe ou un maître d'étude, toujours présent à cette opération, la surveille avec soin. Il y a aussi, dans le voisinage des salles d'étude, des réfectoires, des lieux de récréation, etc., des fontaines toujours à la disposition des élèves.

Le lavage des pieds s'était fait, jusqu'à l'année dernière, dans les dortoirs ; mais, comme j'ai déjà eu l'occasion de le faire observer dans la description graphique du collége, un local spécial et très convenable vient d'être affecté à cet usage. L'appareil de l'ingénieur Duvoir, déjà employé dans les colléges de Paris, vient d'être établi dans le nôtre, et trente élèves à la fois peuvent se laver les pieds en quelques minutes, chacun dans un petit bain rempli d'une eau suffisamment chaude ; quand ces élèves ont terminé cette partie de leur toilette, ils peuvent être immédiatement remplacés par trente autres qui trouveront aussi de l'eau propre et chaude, etc.

Le lavage du corps entier, au moyen des bains domestiques ou de rivière, a lieu une douzaine de fois par année au moins, et plus souvent même, lorsque la saison est favorable aux bains froids.

Les bains domestiques se prennent hors du collége, où il n'y a pas de salles à cet usage, c'est dans un grand et très bel établissement public situé sur le Rhône, en face même des bâtiments, dont il n'est séparé que par la largeur du quai, et dans lequel se rencontrent toutes les garanties de sûreté désirables. Une division de cet établissement, tout à fait indépendante des autres, est mise à la disposition des élèves, qui ne peuvent y avoir aucune communication avec le public, et qui y trouvent un service organisé dans de vastes proportions, mieux fait, par conséquent, qu'il ne pourrait l'être dans la maison même;

d'ailleurs, de nombreux cabinets de bains seraient au collége une cause perpétuelle d'humidité, ce qui n'est pas sans inconvénients.

Il y a cependant trois grandes baignoires dans la salle destinée au lavage des pieds; l'on y envoie quelques élèves quand on a quelques motifs pour ne pas les laisser sortir de la maison.

Les bains, utiles à la santé dans tous les âges, comme moyen des plus efficaces pour l'entretien de la propreté, le sont encore plus à l'âge que l'on passe dans les colléges : alors ils servent aussi à tempérer la chaleur du sang et l'irritation nerveuse, inséparables de la jeunesse ; exagération de sensibilité qu'il est d'autant plus essentiel de calmer qu'elle peut encore être accrue par la tension d'esprit qu'exigent les études.

En ce qui concerne les bains de rivière, ils trouveront naturellement leur place

lorsque je m'occuperai des différents exercices des élèves.

La propreté du corps est encore entretenue par la chemise, le caleçon et les bas,
ainsi que par les draps de lit, qui se chargent du produit des sécrétions de la peau
et de la poussière qui pénètre au travers
des vêtements ; la chemise et les bas sont
changés deux fois par semaine, et les
draps une fois par mois. Il est inutile,
sans doute, d'ajouter que la propreté des
vêtements extérieurs, loin d'être négligée,
est également l'objet d'une surveillance
particulière.

A cet égard, je l'avouerai, je ne crain-
drais pas de voir revivre les habitudes de
l'Empire. De fréquentes inspections de
l'habillement, de sa propreté, de son entretien, de la tenue en un mot, faites avec
une sévérité toute militaire, font prendre
des habitudes d'ordre, de soin, qui se
conservent toute la vie et qui ont une heureuse influence sur la santé.

DE L'EMPLOI DU TEMPS DANS LES COLLÉGES.

Je vais commencer par faire connaître l'ordre suivi par les élèves du collége de Lyon, dans les exercices de toute espèce qui leur sont imposés; je ferai ensuite, sur l'emploi du temps, des réflexions générales applicables particulièrement à la jeunesse.

Semestre d'hiver : Lever, à cinq heures et demie pour les grands, à six heures pour les plus jeunes; prière, à six heures un quart; étude et récitation, depuis la fin de la prière jusqu'à sept heures et demie; récréation et déjeuner, de sept heures et demie à huit heures; classe, de huit heures à dix; classe de langues vivantes, ou étude, de dix à onze heures; leçons de dessin ou d'écriture, de onze heures à midi; dîner, de midi à midi vingt-cinq minutes ; récréation et leçons d'agrément , depuis le dîner jusqu'à une heure ; étude et récitation , d'une heure à deux ; classe , de deux heures à quatre ; goûter , récréation et leçons d'agrément facultatives , de quatre heures à cinq heures et demie ; étude de cinq heures et demie à huit heures ; souper , de huit heures à huit heures vingt-cinq minutes ; après le souper , prière et coucher.

Le jeudi, la messe de huit heures à huit heures et demie.

Le dimanche, messe, prône, instruction religieuse pour les grands , de huit heures à neuf heures et quart ; catéchisme pour les petits , de dix heures à dix heures et demie ; vêpres , de deux heures à deux heures trois quarts.

Semestre d'été : Lever , à cinq heures pour les grands , à cinq heures et demie pour les petits ; prière, à cinq heures trois quarts ; récréation après le dîner, de midi vingt-cinq minutes à une heure et demie ;

Classes, de une heure et demie à quatre heures et demie ;

Goûter, récréation, de quatre heures et demie à cinq heures trois quarts ;

Tous les autres exercices comme au semestre d'hiver.

Il faut ajouter, pour l'hiver et pour l'été, outre les jeudis et les dimanches, quelques jours de fêtes religieuses ou autres.

Voilà certainement des journées bien remplies, trop bien même, a-t-on dit ; en effet, à voir la faiblesse de l'organisme, ne pourrait-on pas trouver que l'on impose à ces jeunes imaginations, à ces corps dont le développement n'est pas achevé encore, un travail trop soutenu, quoique varié ?

Oui, sans doute, les études exigées des élèves sont nombreuses et très diverses, mais ce qui en allége le fardeau, c'est précisément la variété. Il en est des organes intellectuels comme des organes digestifs : la variété des mets stimule l'estomac et prolonge l'appétit ; de même, la variété des sujets dans l'étude permet de la continuer plus longtemps sans danger. Chaque changement de travail est un délassement, et un nouveau stimulant ranime la sensibilité que la monotonie épuisait dans les organes. Telle est la loi physiologique, et l'effet que je signale ne souffre presque pas d'exceptions. Il faut cependant garder une certaine mesure, et c'est ce que l'on fait ; à la longue, les forces s'épuiseraient aussi bien par la variété des excitations que par leur continuité.

Pendant cette partie de l'enfance et de la jeunesse qui s'écoule dans les colléges, c'est-à-dire depuis l'âge de neuf à dix ans, jusqu'à celui de dix-huit à dix-neuf, l'emploi du temps réclame toute l'atten-

tion des hommes qui dirigent ces établissements. L'occupation complète et bien
ordonnée de toutes les heures du jour est
la meilleure et la plus sûre garantie de la
conservation de la santé, parce qu'elle est
la meilleure et la plus sûre précaution à
prendre contre les mauvais penchants.
Heureusement qu'à cet âge l'organisation
se prête d'elle-même et sans peine à ce besoin d'occupation et de travail. On peut
même avancer qu'il n'y a point, à cette
époque de la vie, de repos véritable, ni
pour l'imagination, qui commence à se
développer, ni pour le corps, dont les
fluides nutritifs surabondent. C'est l'époque des premières idées, qui arrivent en
foule, c'est celle où l'on est tourmenté du
besoin de tout connaître, c'est celle enfin
du mouvement moral et physique, dont
on chercherait en vain à réprimer la double activité. Il faut nécessairement qu'elle
ait son cours, et c'est à la bien diriger que
doit tendre essentiellement l'éducation.

Abandonnée à elle-même, cette activité n'en marchera pas moins, mais elle ne produira que des vices, et certains vices compromettent l'accroissement, la santé et par conséquent la vie elle-même. Bien réglée, au contraire, elle préparera, elle commencera l'honnête homme, l'homme instruit, l'homme fort, et qui plus est, l'homme heureux, car le bonheur dont il nous est donné de jouir est toujours empoisonné pour le vicieux, pour l'ignorant et le méchant, et même pour le maladif.

Enfin, pour devenir vigoureux, le cerveau a besoin d'être fatigué par le travail de l'intelligence, de même que, pour acquérir un haut degré de force, les muscles ont besoin d'être fatigués par les exercices gymnastiques. Ainsi, rendu plus fort par l'active impulsion donnée à ses facultés, le cerveau deviendra plus capable de résister à certaines causes de trouble, comme un travail forcé, etc., et sera

par conséquent moins susceptible de maladies.

L'étude, à ce que l'on prétend, ne por-
tera pas de bons fruits si les heures de
travail ne sont point séparées par d'assez
longs intervalles de repos.

Je réponds à cela que les enfants chez
lesquels le développement de l'intelligence est tardif, doivent ce retard ou à
une mauvaise organisation native, ou à
quelque désordre de santé, bien plus qu'à
un travail prolongé et assidu. Pourvu que
l'on s'attache à varier les occupations,
pourvu que l'on ait soin de donner à chaque âge un travail à la portée de son intelligence et pour lequel le cerveau soit
mûr, pourvu surtout que l'on rende ce
travail agréable en substituant des relations douces à celles, trop souvent fâcheuses, qui s'établissent entre les maîtres et
les élèves, en faisant bien comprendre à
ceux-ci qu'il est dans leur intérêt de faire
de bonnes études; en améliorant enfin les

méthodes d'enseignement, l'expérience viendra prouver que l'enfant est en état de travailler plus longtemps et avec plus de profit qu'on ne le pense.

Simon, de Metz, résumant à cet égard les reproches que beaucoup de personnes adressent au mode d'enseignement actuel, s'exprime en ces termes : « On fait trop » travailler les enfants et ils travaillent » mal. — Qui se rappelle la centième » partie des leçons de son enfance? — Il » vaut beaucoup mieux apprendre moins » et apprendre mieux. » Non, ce n'est point parce que nos collégiens travaillent trop qu'ils oublient vite, c'est parce que à peine ont-ils achevé leurs classes, que la plupart d'entre eux abandonnent tous les livres classiques, tous les travaux de l'intelligence, à moins que la profession qu'ils doivent exercer ne les oblige à quelques études spéciales. Il font donc précisément ce qu'il faut faire pour oublier ce qu'ils savent, en renonçant ainsi à tout travail, en occupant leur esprit d'idées toutes nouvelles, et en faisant quelquefois un mauvais usage de cette liberté dont ils commencent à jouir. Par malheur, les parents eux-mêmes applaudissent trop souvent à cette légèreté insouciante, dans la fausse persuasion que leurs enfants sont des phénix qui n'ont plus rien à apprendre. Erreur funeste ! Si l'élève, en rentrant dans sa famille, cesse d'étudier, il perd bientôt les habitudes laborieuses du collége, et, une fois qu'elles sont perdues, il est bien difficile, pour ne pas dire impossible, de les reprendre.

Quant à l'instruction acquise, je dirai que, pour la conserver et la rendre profitable, il faut la continuer, la compléter, la perfectionner, en appliquer même certaines branches. Les parents qui ne dirigeront pas leurs enfants dans ce sens, et malheureusement le nombre en est grand, leur feront nécessairement perdre le fruit d'études longues, pénibles et coûteuses.

Dans l'état actuel des choses, il est cependant un danger dont les pères ne peuvent guère garantir leurs fils ; danger que des hommes haut placés dans l'enseignement ont déjà signalé et auquel ils remédieront : c'est cette liberté sans limites dont la jeunesse jouit lorsque, au sortir du collége, échappant à une discipline sévère, elle entre dans les facultés de médecine ou de droit, où elle n'est retenue par aucun frein, et précisément encore à l'âge où les passions commencent à parler assez haut pour qu'il soit difficile de leur imposer silence. Le passage sans transition, de la vie cloîtrée du collége à la liberté absolue des facultés, est donc un vice qu'il est d'une haute importance de détruire dans l'intérêt de l'instruction de la jeunesse, de la conservation de ses mœurs, et, par conséquent, de sa santé.

Ce que je viens de dire relativement à l'influence du travail sur la santé, s'applique au plus grand nombre des élèves ;

mais il est des enfants chez lesquels les organes de l'intelligence sont trop faibles pour ne pas avoir besoin d'être grandement ménagés, et il est regrettable que l'ordre des études dans un collége ne permette pas, ou du moins rende difficile la séparation des élèves suivant le degré plus ou moins élevé d'énergie vitale de ces organes.

Avec les enfants de cette catégorie, il ne faut pas demander trop aux organes intellectuels, et surtout il ne faut pas leur demander trop tôt, si l'on ne veut nuire à leur développement et les mettre pour toujours dans l'impuissance de fonctionner d'une manière satisfaisante. Avec ces enfants, il faut savoir attendre. Le moment viendra où l'on pourra, non seulement sans inconvénients, mais, mieux encore, avec fruit, cultiver les facultés plus lentes de leur esprit, et ces facultés, cultivées en temps opportun, atteindront, dépasseront même,

peut-être, celles de ces enfants qui éton-
nent par la précocité de leur intelligence
et la rapidité de leurs progrès. J'aurais à
citer de nombreux exemples d'hommes
qui se sont fait un nom des plus honora-
bles dans les sciences, les lettres et les
arts, et dont les premières études ne furent marquées par aucun succès notable.

Si au contraire, par la crainte des punitions, on exige un travail trop fort des enfants dont il s'agit, si l'on exige qu'ils fas-
sent leurs classes aussi vite que ceux de
leurs camarades qui se signalent par une
grande facilité, ils marcheront, mais ils
marcheront mal, ils feront de mauvaises
études, et les premières classes mal faites
n'offrant point de solides bases aux classes supérieures, celles-ci ne seront pas
meilleures que les précédentes. La santé
même en souffrira, car des études faites
avec effort, avec dégoût, entretiennent dans
le moral des élèves un sentiment continuel d'appréhension et de contrainte, qui

ne peut manquer à la longue d'attaquer l'organisme , de nuire au développement, et de donner naissance à quelques maladies. La pensée que je viens d'exprimer à cet égard, n'est , au reste, que l'application de ce principe admis par les physiologistes : *Plus les organes sont doués d'énergie, plus ils ont besoin d'être excités; au contraire, plus ils sont débiles, moins le besoin de cette excitation se fait sentir.*

Cette faiblesse relative dans le développement de l'intelligence de quelques enfants , peut tenir à différentes causes. Chez les uns , elle provient de l'organisation primitive, d'une véritable idiosyncrasie ; chez d'autres , elle est le résultat d'affections qui ont porté une atteinte plus ou moins profonde et plus ou moins durable aux facultés intellectuelles ; ces affections sont certaines maladies du cerveau , telles que la fièvre typhoïde , etc. Souvent enfin , cette faiblesse est la conséquence d'une révolution d'âge. Le passage de l'adolescence à la puberté occasionne par fois dans l'organisme , et pendant deux ou trois ans même , des troubles qui affaiblissent les organes de l'intelligence ; tout languit alors , le physique et le moral , et en ce cas, il est prudent de s'occuper surtout du premier. Au besoin , l'on ne doit pas craindre de suspendre complètement les études. Une fois que les forces physiques seront rétablies, les facultés intellectuelles ne tarderont pas à reprendre toute leur vigueur.

En terminant cet article sur les procédés les plus favorables à l'éducation des enfants dont l'intelligence est retardataire, je ne saurais me dispenser de déverser un blâme sévère sur les établissements où, pour la plus grande gloire de la maison , tous les soins , tous les efforts tendent à donner la plus grande somme possible d'instruction aux élèves, enfants ou jeunes gens , qui se distinguent par leur aptitude et leur facile intelligence, qui ont, par conséquent, le plus de chances de remporter les prix et de faire honneur à leurs maîtres; établissements où les élèves moins heureusement partagés sont, pour ainsi dire, abandonnés à eux-mêmes et traînés à la remorque de ceux qu'il leur est impossible d'atteindre. Une telle façon d'agir, qui, heureusement, n'est pas très commune, n'est pas seulement blâmable, elle est très coupable même, en ce que, par un funeste intérêt d'amour-propre, on compromet l'éducation et l'avenir de jeunes gens qui, s'ils étaient dirigés avec les ménagements et la sage lenteur qu'exige leur organisation, auraient fait autant et plus de progrès peut-être que les heureux auxquels on les a sacrifiés.

J'ai dit plus haut et je crois avoir démontré que l'enfant est capable de travailler beaucoup avec plus de profit qu'on ne pense. J'ajouterai et je prouverai en terminant que, sous certains rapports, il est même dans de meilleures conditions que l'adulte pour étudier et pour apprendre.

Quoiqu'il y ait assurément beaucoup de rapports entre les règles d'hygiène applicables à la jeunesse de nos colléges et celles qu'on applique à l'homme fait qui se livre habituellement aux travaux de l'esprit, elles offrent cependant entre elles des différences assez notables pour que les premières soient l'objet d'études spéciales.

Dans les deux classes d'individus dont je viens de parler, s'il y a abus de travail, l'excitation habituelle du cerveau finit par se propager sur tout le système nerveux, qui peut devenir singulièrement irritable, et par conséquent disposer tous les organes auxquels il se distribue à être le siége d'un très grand nombre de phénomènes morbides, que l'on voit alors se manifester spontanément, ou sous l'influence des plus légères causes.

Voyons maintenant quelles sont, sous

le rapport des besoins hygiéniques, les différences existantes chez l'homme observé aux deux principales époques que j'ai désignées :

Le système nerveux jouit chez le jeune homme de toute l'énergie qui lui est dévolue ; une surexcitation trop fréquente ou trop prolongée n'a pas encore imprimé un caractère vicieux à la vie de cet appareil d'organes, n'a pas encore exagéré, perverti sa sensibilité ; et la subordination à laquelle ce même jeune homme est assujéti avec les personnes d'un âge plus avancé, ne lui permet pas de s'écarter comme elles des règles essentielles de l'hygiène.

Au contraire, chez l'homme fait, le système nerveux, souvent éprouvé par les excitants au milieu desquels il est entretenu par notre état social, acquiert bientôt un degré de surexcitation tout à fait anormal, et qui peut être le point de départ de beaucoup de maladies.

Entraîné par ses passions et fort de l'indépendance que lui donne son âge, l'homme fait néglige trop souvent les règles de l'hygiène. L'ambitieux, celui qu'enflamme l'amour de la gloire, le savant, l'homme de lettres, l'artiste en donnent souvent l'exemple. Plongés trop long-temps dans de profondes méditations, ils oublient, dans le silence du cabinet, de renouveler l'air qu'ils respirent; pour ne pas interrompre les travaux de l'esprit, ils satisfont incomplètement aux besoins du corps; le sommeil n'est pas suffisant, l'exercice est presque absolument négligé, il l'est même d'autant plus qu'à cet âge on y est naturellement moins disposé; les ressorts de l'intelligence, constamment tendus, finissent par ne plus revenir sur eux-mêmes, et les facultés morales peuvent s'affaiblir, s'altérer au milieu des efforts mêmes faits pour les accroître.

D'où je crois pouvoir conclure que, sous certains rapports, la jeunesse, plus capable que l'homme fait de supporter les travaux de l'intelligence sans que son corps en éprouve une altération notable, est aussi pour cela dans une position meilleure; mais sous la condition, toutefois, qu'elle ne se soustraira pas aux soins hygiéniques; et, dans les colléges du moins, l'ordre établi, la sévérité de la discipline la mettent dans l'impuissance de s'y soustraire.

SÉPARATION DES ÉLÉVES.

L'expérience ayant démontré, d'une part, que les communications établies entre les enfants qui se trouvent dans des situations différentes, quant à l'âge surtout, ont des inconvénients graves au point de vue de la moralité, et, d'autre part, que l'isolement, la solitude et l'éloignement des agents de surveillance peuvent donner lieu aux mêmes inconvénients, l'on a dû chercher à les prévenir par tous les moyens possibles.

Voyons ce que l'on a fait à cet égard au collége de Lyon, comme, au reste, dans tous les colléges royaux, et nous reconnaîtrons qu'heureusement les mesures à prendre pour atteindre ce but pouvaient aisément se concilier avec celles qu'exigeaient les besoins de l'enseignement; que, par exemple, les divisions par quartier, que réclamait l'ordre indispensable à établir pour faciliter les études, étaient en même temps les plus favorables sous le rapport des mœurs.

Nous voyons d'abord trois grandes catégories d'élèves : les internes, les demi-pensionnaires et les externes. Voilà un premier classement bien distinct, et qui devait l'être, parce qu'il est très essentiel que l'externe, vivant dans le monde et prenant sa part des distractions, des plaisirs qu'on y rencontre, ne pût pas, en s'en préoccupant, donner des regrets à celui de ses camarades qui vit renfermé dans le collége, et n'en quitte que rarement l'enceinte.

Les internes ne peuvent donc avoir aucune communication avec les externes ; ils se réunissent bien dans les mêmes classes, mais ils sont placés les uns d'un côté, les autres du côté opposé, et toute conversation est formellement interdite. La sortie même de la classe n'a pas lieu simultanément ; entre le départ des uns et celui des autres, il y a un intervalle qui ne leur permet pas de se rencontrer.

Les demi-pensionnaires qui sont, au reste, peu nombreux (vingt-cinq), se trouvent à peu près dans la même position que les externes, sauf pendant les heures de repas, où ils sont confondus avec les internes.

Les élèves ne sont jamais perdus de vue. Pendant les classes, ils sont en présence des professeurs; pendant l'étude, les récréations et les repas, ils sont en présence des maîtres d'étude et des surveillants-généraux; pendant la nuit, indépendamment du maître et du domestique, qui couchent aux extrémités des salles, un surveillant parcourt au moins une fois par heure chaque dortoir, chaque rang de lit, et ne se retire qu'après s'être bien assuré qu'aucun genre de désordre n'est à craindre.

Les internes sont partagés d'abord, selon l'âge, en trois grandes catégories, qui ont chacune une cour où ils passent les heures de récréation. Ils sont ensuite divisés en dix quartiers, suivant leur degré d'instruction, d'où résulte nécessairement la division suivant l'âge, chaque quartier se composant d'élèves du même âge, à un ou deux ans près.

Chaque quartier compte environ trente élèves, ce qui est suffisant pour qu'ils ne courent jamais le risque d'être seuls, ou seulement en trop petit nombre.

La séparation entre les élèves des différents quartiers ne saurait guère être plus complète qu'elle ne l'est, puisque chacun de ces quartiers a sa salle d'étude, son dortoir, son vestiaire; ses lieux d'aisance sur le même palier, et que ce sont, en quelque sorte, autant de petits pensionnats placés sous la direction d'un seul chef, le proviseur. Cette disposition des locaux, que je n'ai vue nulle part aussi bien établie qu'au collége de Lyon, est des plus heureuses. Elle a l'avantage, évidemment précieux, de réunir les enfants du même âge, de les isoler de tous les autres, et de leur épargner les pertes de temps que nécessiteraient les trajets plus ou moins longs à faire pour aller d'un endroit à l'autre ; pertes de temps et distractions que causerait la rencontre des élèves des autres quartiers, et même de tous les allants et venants, et qui, trop souvent répétées, finiraient par avoir une fâcheuse influence sur les mœurs, ainsi que sur les études.

Ces détails feront juger du soin que l'on prend dans les colléges de diviser les élèves suivant les âges. Cette division, ou plutôt cette séparation, si essentielle sous le rapport de la morale, est poussée aussi loin que possible ; elle est complète entre les internes et les externes ; elle l'est également entre les élèves des différents âges, ce qui résulte forcément de la division par quartier, laquelle s'observe, à très peu de chose près, à toutes les heures de la journée, dans les classes, dans les salles d'étude, dans les réfectoires, dans les dortoirs, à l'église, et jusque dans les promenades et les récréations.

Il n'est qu'un endroit où l'élève doive aller seul; mais dès que l'on s'aperçoit qu'il y reste plus que le temps nécessaire, il devient l'objet d'une surveillance spéciale.

Sous ces divers rapports, il est bien certain que, dans les colléges, on prend plus de précautions qu'on ne le fait et que même il ne serait possible de le faire dans les familles, où les liens de parenté, d'amitié et de simple voisinage ne permettent guère d'établir et de conserver de pareilles séparations entre les enfants.

DES EXERCICES DU CORPS.

Dans un plan d'éducation, la nécessité des exercices du corps est une conséquence de la civilisation. L'homme primitif, l'homme dans l'état naturel, obligé de chercher ses moyens d'existence, sa nourriture surtout, et d'en faire la conquête, se livrait, par nécessité, à tous les mouvements corporels dont le Créateur lui a imposé le besoin pour le complet développement de ses forces. Mais, à mesure que l'état de civilisation vint changer l'état naturel, le secours des arts permit aux hommes de vivre sans autant de fatigue ; la fortune même laissa à plusieurs la faculté de demeurer constamment dans un repos qui deviendrait préjudiciable à leur santé, s'ils ne trouvaient dans les exercices salutaires, qu'ils s'imposent, cette condition d'accroissement et de conservation que la civilisation leur a fait perdre.

Non-seulement le jeu des organes en favorise l'accroissement, mais il a en outre l'avantage d'entretenir la chaleur du corps, si nécessaire à la conservation de la santé ; il a cette propriété comme les vêtements, et il est un moyen de chaleur encore plus sain et plus efficace.

Les exercices sont donc un des premiers devoirs qu'il faudrait imposer à la jeunesse si elle n'y était naturellement disposée, et le besoin en est aujourd'hui d'autant plus impérieux que la civilisation est plus avancée.

Le but des familles, en plaçant leurs enfants dans les colléges, devrait être, par conséquent, d'y voir favoriser en même temps le développement de leurs forces physiques par l'exercice du corps, et le développement de leurs facultés intellectuelles par la méditation et l'étude.

Travaillons donc à atteindre ce double

but par tous les moyens possibles ; apportons aussi nos soins à développer le corps, comme à former l'esprit et le cœur ; et, dans tous les établissements consacrés à l'enseignement, n'oublions jamais que, sans éducation physique, il n'y a point de bonne éducation morale.

Or, que fait-on au collége royal de Lyon pour aider à l'accroissement, pour conserver et améliorer la santé des enfants et des jeunes gens qui y passent précisément cette époque de la vie où les plus importants changements s'opèrent dans l'organisation ?

Nous avons parlé du régime, de la variété, de la préparation convenable des aliments, des repas pris à des intervalles suffisants pour que le complément d'une première digestion ne puisse pas être troublé par le commencement d'une seconde, et des dispositions prises pour que les études qui exigent une attention soutenue, une certaine contention du cerveau, ne succèdent jamais immédiatement aux principaux repas; conditions qui satisfont toutes aux exigences de l'hygiène, et d'une hygiène fondée sur les connaissances physiologiques les plus positives. Mais une bonne alimentation ne suffirait point pour atteindre le but que l'on se propose, si elle n'était secondée par d'autres moyens et surtout par ceux qui se rattachent aux exercices du corps.

Voici donc quels sont ceux auxquels s'adonnent les élèves de notre collége.

On sait de reste que les enfants et les jeunes gens, comme les adultes et les vieillards, et même beaucoup plus que ceux-ci, se livrent presque continuellement à des mouvements partiels ou généraux qui secondent et maintiennent le jeu des organes. Cela est essentiel, car ce jeu des organes peut être anéanti par la seule cessation de tout exercice. C'est ainsi que nous voyons quelquefois une articulation perdre pour toujours la faculté de ses mouvements pendant le repos indispensable pour la consolidation d'une fracture ou la cicatrisation d'un ulcère.

Les mouvements auxquels l'enfant, bien portant surtout, se livre avec tant d'ardeur, doivent assurément avoir besoin d'être modérés parfois, mais ils ne doivent jamais être trop comprimés, puisqu'à cet âge ils sont un besoin de la vie, une nécessité indispensable au développement parfait de l'homme. L'exercice du corps peut même prévenir des maladies graves ; car lorsque le cerveau manque de cette excitation que lui donne le mouvement, tout le corps en est également privé ; et le défaut général d'excitation, embarrassant le jeu normal de tout l'organisme, peut donner lieu à de nombreuses affections ; savoir : pour le cerveau lui-même, une altération plus ou moins forte qui réagit sur l'intelligence ; et, par le défaut de l'influence nécessaire du système nerveux, diverses lésions, telles que des phlegmasies atoniques, des affections catarrhales, des épanchements séreux, des cancers, des tubercules, etc.

C'est, en conséquence, une chose contraire à la santé, à l'accroissement des enfants, que de les gronder sans cesse pour les empêcher de courir, de sauter et de faire du bruit. De là l'utilité de les tenir à la campagne, au moins pendant la belle saison, et, en hiver, d'avoir à la ville des appartements assez vastes pour qu'ils puissent librement, et sans fatiguer personne, s'abandonner à leurs jeux et à leur gaîté.

Je vais m'attacher maintenant à décrire, avec quelques détails, les mouvements qui sont la conséquence des occupations habituelles des élèves; de leurs études, de la culture des arts d'agrément et des jeux; exercices dont l'ensemble forme ce que l'on peut appeler la gymnastique naturelle. Je passerai ensuite à l'histoire des

mouvements du corps qui sont spécialement imposés, c'est-à-dire aux exercices
régularisés et constituant ce que l'on ap-
pelle la gymnastique proprement dite, ou
sômascétique.

On l'a vu par la description graphique
du collége, on l'a vu par la variété des
occupations de la journée, les élèves,
changeant de local chaque fois qu'ils
changent d'occupation, se livrent par cela
même, et sans qu'ils s'en doutent, à des
mouvements qui se renouvellent souvent,
et qui doivent ainsi être comptés au nombre des exercices favorables à la santé.
Dans ceux des pensionnats où l'espace
manque, les élèves souffrent avec peine le
repos forcé sur le même siége, auquel ils
sont condamnés pendant trois ou quatre
heures consécutives ; ils travaillent mal
dans cette situation contrainte, et suppo-
sent souvent des besoins pour interrompre un repos qu'il leur est pénible
de supporter aussi longtemps.

Etre assis ou rester debout sont deux positions qui rendent, chacune, nécessaire l'action de différents muscles. Quoiqu'il n'y ait pas alors mouvement proprement dit, l'on ne peut pas dire non plus qu'il y ait repos absolu, car, dans l'une et dans l'autre de ces positions, il y a réellement et alternativement exercice des différents agents de la locomotion.

Pendant les récréations, espace de temps toujours assez limité, mais qui revient plusieurs fois par jour, les élèves sont dans un mouvement continuel; car il leur semble qu'elles ne sont faites que pour courir et sauter; ce qu'ils font, les uns avec passion, les autres par l'entraînement de l'exemple et de la sympathie.

Réglées comme elles le sont dans un collége, les promenades sont des occasions de mouvements également avantageux. L'exercice qu'elles procurent est plus prolongé et plus soutenu que ceux dont il vient d'être question; il met en

jeu tous les agents locomoteurs, particulièrement ceux des extrémités inférieures;
et, conduits par des maîtres, les enfants
ne peuvent pas s'y livrer avec trop d'ardeur.

Au point de vue hygiénique, le choix
des heures où les élèves d'un collége se
livreront à ces exercices, n'est pas indif-
férent. En général, au moins pour l'exercice en plein air, les premières heures du
jour sont préférables; l'air du matin est
plus salubre que celui du soir, et l'influence du soleil est plus salutaire. Si, par
hasard, le temps était mauvais le matin,
on se dédommagerait en choisissant une
autre heure. Enfin, une dernière circonstance qui doit faire préférer le commencement de la journée, c'est que l'on a observé qu'après la promenade, l'étude est
plus facile et plus profitable.

C'est à l'issue des repas qu'il convient
le mieux de se livrer à la plupart des
exercices; la digestion pourrait souffrir

de la méthode contraire, les viscères manquant alors des forces vitales que ces exercices ont portées à la périphérie. Il serait fâcheux toutefois que des mouvements trop violents succédassent presque immédiatement à un repas copieux.

Dans notre collége, les principales récréations journalières ont lieu à sept heures et demie du matin, après le déjeuner ; à une heure, après le dîner, et à quatre heures, pour le goûter.

Les autres exercices auxquels s'adonnent ces élèves sont dirigés d'après les mêmes principes, très conformes, comme on voit, aux règles de l'hygiène.

Les promenades ont régulièrement lieu deux fois par semaine ; il y a, en outre, pour les sorties, quelques jours d'*extra* dont le nombre n'est pas déterminé ; mais cela ne saurait dégénérer en abus, attendu que ces sorties sont prévues par le règlement, et que si le proviseur jugeait qu'il fût convenable d'en accorder d'autres, il ne pourrait le faire sans l'autorisation du ministre.

La natation est peut-être l'exercice le plus propre à favoriser le développement des forces. Malheureusement, on ne peut s'y livrer que pendant l'été, car il ne s'agit pas de la natation dans l'eau chaude; elle a des inconvénients qui naissent des difficultés que rencontre la création d'un établissement approprié à cet usage, sans parler des précautions à prendre pour prévenir les accidents que le changement de température peut occasionner aux nageurs, qui passent alternativement de l'air dans l'eau et *vice versâ*.

Cet exercice, nécessitant des contractions fortes et souvent répétées de tous les agents de la locomotion, doit donner une grande énergie à l'économie animale. Le contact de l'eau froide et l'impulsion du courant stimulent vivement l'organisme, donnent du ton à tous les tissus, accélè rent la circulation , et , faisant pénétrer le sang en plus grande abondance dans les organes, activent nécessairement la nutrition ; ces deux circonstances sont donc très favorables à l'accroissement.

Les eaux du Rhône réunissent les conditions les plus propres à ces heureux résultats ; elles sont ordinairement claires , excepté à l'époque des crues ; mais alors, la température se refroidissant trop, il y a un double motif pour ne pas s'y baigner. Hors cela, elles se maintiennent assez froides , même dans les temps les plus chauds ; le courant du fleuve est très rapide, son lit découvert, aucune végétation ne s'y montre, ses eaux coulent sur une couche de sable ou de gravier; donc, point d'embarras résultant des plantes qui croissent au milieu des eaux, et point d'insalubrité résultant de leur putréfaction.

La surveillance, il est superflu de le faire observer, est telle qu'aucun accident n'est à craindre. En effet, nous n'avons jamais entendu parler d'aucun événement de quelque gravité arrivé aux élèves conduits au Rhône par les maîtres du collége. Par malheur, il n'en a pas toujours été de même pour ceux qui, affranchis de cette surveillance par leur présence momentanée chez leurs parents ou correspondants, ont abusé de leur liberté.

Ceux, au contraire, qui restent au collége, sont, comme je viens de le dire, sous la garde des maîtres et conduits par eux dans des lieux sûrs, qui leur sont exclusivement réservés pendant quelques heures, et où ils trouvent des hommes faisant métier de donner des leçons de natation. Ces endroits, toujours choisis en amont de la ville, pour des raisons de propreté faciles à concevoir, sont disposés de telle sorte que les élèves ne puissent ni être vus, ni voir eux-mêmes au-delà des bateaux où ils se tiennent;

ils ne se baignent qu'en caleçon, et n'entrent dans l'eau que quelques instants après leur arrivée, afin de ménager la transition entre la température sous laquelle ils se rencontrent en arrivant, échauffés encore par la marche qu'ils viennent de faire, et celle qu'ils vont subir en se plongeant dans les froides eaux du Rhône. Ce n'est jamais dans le milieu du jour, quand l'insolation est la plus forte, qu'ils vont à ces bains ; il y a alors une trop grande différence, un contraste trop sensible, entre la chaleur atmosphérique et la fraîcheur de l'eau ; en outre, l'action du soleil sur la tête pourrait devenir dangereuse en y favorisant les congestions sanguines.

Les bains de rivière, et surtout dans une eau aussi active que celle du Rhône, ne conviennent pas également bien à tous les tempéraments, à toutes les constitutions. Très avantageux aux jeunes gens lymphatiques, à ceux dont quelques organes sont dans un état de relâchement anormal, à ceux, par exemple, dont le scrophule menace l'organisme, ou dont les excrétions urinaires, séminales, etc., sont trop faciles, ils peuvent avoir des inconvénients graves pour les jeunes gens disposés aux maladies tuberculeuses, aux affections catarrhales, d'une constitution délicate, ou d'un tempérament nerveux. Ces derniers doivent, au moins, en user plus modérément et avec certaines précautions.

Dans une ville aussi populeuse que celle de Lyon, le Rhône est, durant la saison des chaleurs, envahi par des nageurs qui s'y précipitent en foule. Il faut donc choisir, pour les élèves du collége, les jours, les heures où ces nageurs sont le moins nombreux, et aller quelquefois chercher au loin un endroit convenable. La difficulté de le rencontrer, et de trouver le moment opportun, ainsi que les soins exigés pour la surveillance, me portent à émettre le vœu qu'il soit pourvu aux frais d'un établissement spécialement consacré aux collégiens, et dans lequel ils seraient à l'abri de tout danger pour la vie comme aussi pour les mœurs. Si la dépense qu'entraînerait la fondation d'une école de natation bien organisée, avec ses maîtres spéciaux était trop lourde à supporter par le collége seul, plusieurs établissements (vivant, bien entendu, sous le régime universitaire), ne pourraient-ils pas s'entendre pour y subvenir en commun, et pour en jouir alternativement à des heures différentes ? Ou bien, la ville ne pourrait-elle, ne devrait-elle pas même venir en aide à la création d'une école d'un aussi grand intérêt, et qui aurait une si grande part d'influence dans le développement des forces et de la beauté des générations à venir ?

Quelques élèves, qui, sur la demande de leurs parents, prennent des leçons d'escrime ou de musique, trouvent par le fait même, dans ces études agréables, des exercices salutaires.

L'escrime a l'avantage d'exiger en même temps l'action des membres et celle du corps; cette action doit être forte, et par conséquent très favorable au développement physique; cependant elle ne saurait dépasser certaines limites, elle ne saurait aller jusqu'à l'épuisement, parce que l'élève est retenu par le besoin de rester toujours maître de ses mouvements.

Le chant n'est pas seulement un art d'agrément, c'est aussi un art utile à la santé, et, sous ce rapport, je dois lui consacrer quelques lignes.

Le son, généralement parlant, imprime chez l'homme un mouvement intestin qui se fait ressentir jusque dans les moindres fibres. Cette action de la musique est des plus avantageuses; elle maintient l'ordre et l'harmonie entre les mou-

vemements organiques , et , il y a longtemps que la physiologie nous l'a appris,
la santé résulte de cet accord parfait qu'il
est , par conséquent, si essentiel de maintenir.

Ce n'est pas seulement comme moyen
hygiénique, comme moyen propre à conserver la santé , qu'il est bon de cultiver
la musique. Si le cadre que je me suis
tracé le permettait, je démontrerais qu'elle
est également utile dans le traitement
des maladies; que beaucoup d'états morbides nerveux sont heureusement modi-
fiés par elle, qu'elle doit être , et est en
effet un des principaux agents employés
aujourd'hui dans le traitement des alié-
nations mentales (1).

(1) Un ancien élève interne du collége de Lyon, M. le
docteur Girard, médecin en chef et directeur de l'hospice
d'aliénés d'Auxerre (Yonne), l'un des établissements de ce
genre les mieux organisés qu'il y ait en France, a obtenu
les résultats les plus heureux et les plus positifs de l'emploi de la musique dans le traitement des maladies mentales.

L'action de la musique n'est pas moins grande sur le moral que sur le physique; nos mouvements physiques ont dans l'ordre moral des sentiments qui leur correspondent , et il y a entre eux une union intime qu'on ne saurait méconnaître.

Cultivée par les jeunes gens, la musique a pour eux de nombreux et incontestables avantages. Elle agit d'abord d'une manière favorable sur l'accroissement, à l'aide du mouvement intestin dont j'ai parlé , mouvement qui se communique jusque dans la profondeur des viscères , là précisément où se passent les phénomènes les plus essentiels de la nutrition , auxquels une secousse fibrilaire de cette nature est on ne peut plus favorable.

Le chant favorise puissamment , et par des mouvements plus faciles encore à apprécier, le développement des organes de la respiration , qui joue elle-même un si grand rôle dans la nutrition générale. C'est par l'exercice du chant que l'on pourrait remédier aux effets quelquefois fâcheux de la vie silencieuse que mènent les écoliers. Le chant forme l'oreille et la voix, mais son plus grand avantage consiste dans l'influence qu'il exerce sur le moral. Pythagore voulait que ses disciples fussent éveillés au son des instruments; il pensait que si la première sensation appartient au plaisir, l'idée qui en naît doit appartenir à la vertu! Dans tous les temps, on a reconnu que la musique excitait les passions nobles, expansives et généreuses.

On a déjà dit, et peut-être avec raison, que le chant est trop sévèrement banni des colléges. Je voudrais donc, toutes réserves faites pour la discipline, que les élèves s'occupassent de musique un peu plus qu'ils ne le font. Indépendamment des heures que l'on pourrait conserver à l'étude de la musique, art fort étendu et fort compliqué de nos jours, le chant pourrait trouver place dans les récréations, comme il en trouve déjà dans les exercices gymnastiques.

L'étude de la musique instrumentale est facultative dans les colléges, c'est-à-dire que les élèves ne peuvent s'en occuper que lorsque la demande en est faite par leurs parents. Au collége de Lyon, il y a cent cinquante jeunes gens environ qui prennent des leçons de musique ou de chant.

Je ne terminerai pas cet article sans faire observer qu'il est cependant quelques enfants auxquels le chant doit être interdit, ceux, par exemple, qui sont prédisposés à la phthisie pulmonaire, et ceux aussi qui arrivent à l'époque de la puberté. Pour les autres même, la musique ne serait pas sans danger s'ils en abusaient, si leur goût dégénérait en passion. La surexcitation du système nerveux par la musique peut amener des maladies graves ; mais, au collége, on ne saurait avoir cette appréhension : les études obligées ne laissent point assez de loisir pour que la musique puisse préoccuper les élèves à ce point.

Dans un ouvrage sur l'hygiène, un article sur la danse prend naturellement place après un article sur la musique. Il y a, en effet, dans la danse autre chose que l'exercice musculaire. Son résultat physiologique est très complexe ; si on la réduisait aux seuls mouvements des membres et du corps, elle serait tellement ennuyeuse que, bien certainement, personne ne voudrait s'y adonner ; mais l'influence de la musique, la présence d'un sexe différent, son contact même, portent dans tout l'organisme, particulièrement dans le système nerveux, une excitation, un ébranlement, qui se réfléchissent sur le système musculaire, ainsi que sur certains organes dont elle favorise l'accroissement et hâte le développement.

La danse a été recommandée par les auteurs anciens et modernes : on sait l'importance qu'y attachaient les Grecs et les Romains. Quintilien la recommande ; le grave Rollin va jusqu'à la permettre ; Pavet de Courteille, Simon de Metz, etc., en exposent les avantages. Tous la regardent comme très propre à développer la force du corps, à faire contracter l'habitude des postures décentes, et à donner aux mouvements de la souplesse et de la grace.

Ces avantages pouvaient être réels autrefois, mais je ne saurais aujourd'hui faire l'éloge de la danse. Dans son état actuel, elle n'est plus, pour la contredanse, qu'une marche cadencée, et, pour la valse, qu'une cause de congestion cérébrale, ou d'une sueur abondante que peut rendre fort dangereux le repos qui lui succède. Si le travail dont je m'occupe était un ouvrage de médecine pratique, je ne manquerais pas de faits à citer à l'appui de ce que j'avance.

Ajoutez à cela que si ces jeunes gens dansent parfois ailleurs qu'au collége, ce qui est à peu près inévitable, ils sont exposés, dans ces soirées, à d'autres inconvénients non moins graves : la vue d'objets qui éveillent les sens, le coucher tardif, qui nuit au travail du lendemain et surtout l'inspiration d'un air rendu plus ou moins méphitique par cette affluence de personnes que, de nos jours, nous entassons dans nos salons.

La danse d'aujourd'hui est donc un amusement que je condamne sous le point de vue hygiénique, et que je crois au moins prudent de retarder jusqu'à une époque plus éloignée, alors que les élèves, ayant quitté le collége, font leur entrée dans le monde.

L'étude de cet exercice est facultative au collége de Lyon.

Durant les récréations, les jeunes gens

s'adonnent à différents jeux, qui exigent plus ou moins de mouvement, et que, pour cette raison, je dois mentionner ici.

Marcher, courir, sauter, sont trois actes qui s'opèrent dans la plupart de ces jeux; quelques mots donc sur chacun de ces éléments d'exercice.

La *marche* cause une excitation générale dans l'organisme entier, elle fait particulièrement agir les muscles des membres inférieurs, ainsi que ceux à l'aide desquels a lieu l'extension du cou et de la tête; et ces effets seront plus ou moins prononcés selon que la marche sera plus ou moins rapide, plus ou moins prolongée. On conçoit aussi que cette rapidité et cette durée devront varier suivant l'âge et la force des enfants. De là la nécessité de ne les mener à la promenade que par divisions d'individus qui soient à peu près du même âge.

La *course*, n'étant autre chose que la

marche précipitée, produit d'abord les mêmes effets, mais d'une manière bien plus active ; elle exige en outre un effort plus général et plus grand, elle s'accompagne d'une excitation bien plus énergique des viscères, principalement de ceux de la circulation et de la respiration. Dirigée avec prudence, la course peut donc favoriser le développement de tous ces appareils.

Le *volant* et la *paume* sont des jeux qui conviennent aux enfants ; ils favorisent surtout le développement des membres supérieurs et de la poitrine. Pour fortifier les mêmes parties chez les jeunes gens, la direction d'un bateau à l'aide des rames est un plus puissant moyen encore ; mais il ne peut guère être mis en pratique dans un collége.

Le *saut* exerce particulièrement les extrémités inférieures ; il procure à tout le corps une secousse qui peut être fort avantageuse, et son action n'étant point continue, il n'a pas, comme la course, l'inconvénient de mettre à une épreuve trop pénible les organes respiratoires.

Un jeu dont le *saut* est à peu près l'unique et continuel élément, est celui de *la corde*, qui consiste à en tenir de chaque main une des extrémités, et à la franchir en la faisant rapidement passer sous les pieds et par dessus la tête. Ce jeu ne présente aucun danger qui doive le faire proscrire. Dès que l'enfant sent sa respiration gênée et difficile, il s'arrête de lui-même et suspend un exercice qui le fatigue, sans que, pour l'ordinaire, il soit besoin de lui en imposer l'obligation. Un sentiment d'amour-propre pourrait seul l'exciter à dépasser parfois les limites de ses forces.

Tous les jeux en usage au collége de Lyon sont, au reste, l'objet d'une surveillance assidue, et ceux qui peuvent présenter des dangers sont sévèrement interdits.

Au nombre de ceux que l'on y permet, *les barres*, la *balle* et le *billard* paraissent jouir d'une préférence marquée, soit à la ville, soit à la campagne.

Le premier est un jeu de course qui donne lieu à des mouvements de tout le corps, mais particulièrement des membres inférieurs; il exerce le coup-d'œil et même le jugement, et ne peut pas entraîner trop de fatigue, les courses n'étant jamais longues.

La balle exerce aussi les muscles de tout l'organisme, mais surtout ceux des membres supérieurs, ainsi que ceux des régions dorsale et vertébrale. Aux avantages des autres jeux, la balle joint encore celui d'être très propre à prévenir les déviations de l'épine, et quelquefois même à guérir celles qui se manifestent chez les jeunes enfants.

Quoique moins propre que ces jeux à favoriser le développement des forces, le billard a également ses avantages qui lui donnent des droits à être conservé dans les colléges. D'abord, il plaît générale-ment, et les élèves le moins disposés à faire de l'exercice, sont, d'ordinaire, fort em-pressés de jouer au billard; ensuite, il donne de la justesse au coup-d'œil. Mais, pour qu'il atteigne mieux ce dernier but, il est bon de lui donner d'assez grandes dimensions comme on le fait aujourd'hui. Le billard convient surtout aux élèves auxquels, pour des raisons de santé, l'on défend les autres exercices; il est fort utile lorsque le mauvais temps ne permet pas de sortir. En somme, je ne lui vois qu'un seul inconvénient, celui d'inspirer aux enfants le goût d'un jeu que, plus tard, ils ne trouveront guère qu'au café.

Il existe un billard au Vernay, dans la maison de campagne du collége, et les élèves demandent assez souvent la per-mission d'y jouer.

Il est encore quelques jeux usités, et qui varient avec les saisons, mais qui ne sont susceptibles d'aucune observation.

L'exercice du *patin* doit être proscrit dans un établissement public. Il a bien, à la vérité, quelques avantages importants; il est même un des meilleurs jeux pour l'hiver, où il y en a peu; il plaît à la jeunesse; il ne cause pas aussi facilement que la course l'oppression et la gêne dans l'acte respiratoire; enfin l'action du froid ne peut qu'augmenter la propriété fortifiante de l'exercice en lui-même. Mais ses inconvénients, quoique peu nombreux, sont des plus graves : les chutes sont faciles et souvent très dangereuses; la glace trop faible, et souvent d'une épaisseur inégale, peut se rompre sous le poids du patineur!... Le patin exige donc une surveillance toute particulière, et pour ainsi dire individuelle, qui ne peut s'exercer sur les élèves d'un collége; ce n'est, par conséquent, que dans les familles, et sous la responsabilité directe de leurs parents, que les jeunes gens peuvent se livrer à ce salutaire, mais périlleux exercice.

Je ne conseille pas non plus celui de la chasse, dont les inconvénients ne sont pas non plus compensés par les avantages. Elle expose le chasseur aux plus grands dangers, et il est, d'ailleurs, impossible de ne pas le perdre de vue.

Le *ballon* est un jeu que je voudrais voir admis dans tous les colléges. Il tient le corps et les membres dans un mouvement général et continuel, obligé que l'on est de repousser, à coups de pied ou à coups de poing, le ballon partout où il tombe; et, de plus, il ne fait courir aucun péril.

Ces réflexions, sur quelques-uns des jeux usités dans les établissements d'instruction publique, sont d'une application facile à tous ceux dont je n'ai point parlé, et qu'il serait long et inutile à la fois de rappeler ici.

Indépendamment des exercices dont je viens de rendre compte, et qui sont la conséquence naturelle des diverses occupations et récréations des élèves, il en est d'autres, ai-je dit, qui sont plus spécialement organisés et ordonnés pour conserver la santé et favoriser le développement des forces; ceux - ci appartiennent à la *gymnastique* de γυμνός, *nu*, mieux désignée par le docteur Bailly sous le nom de *sômascétique*, de σῶμα, *corps*, et ἀσκέω, *exercer*.

Régularisés de manière que toutes les parties du corps y prennent part, tantôt simultanément, tantôt isolément, et dans le but de leur donner de la force et de l'agilité, ces exercices constituent donc ce que l'on nomme la gymnastique ou sômascétique.

C'est sous le provisorat de M. Nouseille, actuellement recteur de l'académie de Toulouse, que l'usage de la gymnastique a été introduit au collége de Lyon; et dans les cours du collége, dans les jardins du Vernay, ainsi qu'au gymnase militaire, les élèves trouvent toutes les machines nécessaires pour se livrer aux exercices de cette nature. Les pièces de gymnastique placées au collége et au Vernay, sont peu nombreuses et choisies parmi celles dont l'usage ne peut pas être dangereux; ce sont les barres parallèles, le pas de géant, le portique, le cheval de bois...

Quant au gymnase militaire, établissement des mieux organisés, il renferme un assortiment complet d'instruments propres à ces exercices. L'administration de la guerre le met tous les dimanches et jeudis à la disposition de nos élèves qui s'y exercent pendant plusieurs heures. Bien entendu que beaucoup d'appareils, destinés à des militaires qui sont des hommes faits et robustes, pour lesquels, d'ailleurs, la gymnastique a un tout autre but, sont interdits à des enfants qui y trouveraient de véritables dangers. Les appareils dont l'usage leur est permis sont donc nécessairement moins nombreux.

Les hommes spéciaux prétendent que l'on n'a pas encore assez multiplié les machines employées dans les gymnases. Ils voudraient que chaque agent de la locomotion y trouvât un appareil spécial, propre à favoriser son accroissement particulier et à développer sa force, indépendamment de celle des organes voisins.

Je ne partage pas complètement ces idées, et en voici les raisons : Je crois d'abord qu'il serait impossible d'arriver à ce résultat ; nos agents locomoteurs ne sont pas assez indépendants les uns des autres ; les systèmes généraux, sanguin, nerveux, réunissent nos organes dans une vie commune, et mieux vaut souvent faire porter l'action des moyens orthopédiques sur un assez grand nombre d'organes, que de trop limiter cette action.

Ensuite, plus vous voudrez borner et sim-
plifier l'effet, plus vos machines seront
compliquées et moins elles auront d'attrait pour les enfants. La gymnastique deviendra alors un travail sérieux, auquel
l'élève se livrera avec mollesse, sans
plaisir et sans fruit. Ne craignons donc
pas d'agir sur plusieurs organes à la fois,
si cela nous est plus commode ; les forces
vitales seront accrues, il est vrai, dans
les parties qui semblent en avoir trop,
comme dans celles qui en manquent ;
mais, sous l'influence de cette stimula-
tion générale, on verra le plus souvent
les forces finir par se répartir dans les
proportions nécessaires.

Dans le traitement des difformités ne
retire-t-on pas déjà, indépendamment
des moyens mécaniques, de fort heureux résultats de l'emploi de moyens, soit
hygiéniques, soit thérapeutiques, mais
qui ne peuvent agir que d'une manière
générale ? N'a-t-on pas vu certaines de

ces difformités , qui avaient été rebelles à l'application de corsets confectionnés par des orthopédistes habiles , céder à l'usage des moyens généraux , tels que le séjour à la campagne, une nourriture plus substantielle et plus tonique , quelques exercices simples mais agréables, enfin quelques remèdes amers ?

D'où je conclus que le nombre des machines gymnastiques doit être fort restreint ; et, comprenant sous ce nom de gymnastique toutes sortes d'exercices, on doit s'appliquer surtout à en choisir qui ne soient pas dangereux, qui plaisent et qui, cependant, soient assez diversifiés pour que leur variété engage les enfants à en faire souvent usage , pour qu'enfin, sans qu'ils y pensent , tous leurs organes y prennent une part suffisante.

J'avoue même que je serais assez disposé à me contenter, à peu de chose près , des machines de ce genre qui existent dans les cours du collége et dans les jardins de la maison du Vernay. Parmi les nombreuses pièces que l'on réunit dans un gymnase complet, il en est beaucoup que l'on ne doit pas mettre à la disposition des élèves, les unes parce qu'elles ont, pour eux, des résultats insignifiants: telles sont particulièrement celles qui constituent ce que l'on nomme la gymnastique élémentaire ; et les autres, parce qu'elles sont dangereuses.

Ma confiance dans la sômascétique est grande ; mais cet art ayant pour objet tous les mouvements, soit généraux, soit partiels, du corps, je préférerais le plus souvent ceux que nécessitent la natation, l'escrime et les différents jeux qui, tout en favorisant le développement des organes, apprennent en même temps quelque chose d'utile ou d'agréable. Je préférerais de beaucoup aussi l'entraînement qui accompagne ces derniers exercices à la régularité systématique observée dans les gymnases.

Je pense, au surplus, que dans le choix
de ces exercices, il est bon de consulter
un peu le goût des jeunes gens. Quand
ils en font qui leur plaisent, ils sont plus
adroits, plus lestes, leurs mouvements
sont plus francs, plus sûrs, plus énergiques ; dès-lors ils courent moins de chances d'accidents, et la gymnastique leur
est bien plus profitable.

Ç'a été une heureuse idée que celle de
joindre le chant aux exercices gymnastiques ; employés isolément, ils sont très
utiles, et réunis, sans perdre aucun des
avantages que j'ai reconnus en eux, ils
en acquièrent de nouveaux. En général,
le chant rend ces exercices plus attrayants
et plus faciles; il donne aux mouvements
plus de précision et de régularité; il excite plus vivement le genre nerveux et
les muscles se fatiguent moins vite. C'est
surtout pendant les courses gymnastiques
que le chant peut être d'un convenable

emploi, les organes respiratoires fonc-
tionnant alors en même temps que les
agents locomoteurs.

L'habitude de se percuter la poitrine
pendant que l'on court et que l'on chante,
de manière que les coups soient iso-
chrones aux mouvements des jambes, et
dans l'intention d'attirer le sang en plus
grande abondance dans les muscles du
thorax, cette habitude, dis-je, ne me
paraît pas sans danger, parce que l'on ne
peut espérer que cette percussion s'opère
toujours dans la mesure convenable.

Quoique je trouve la sômascétique naturelle très salutaire et souvent préférable
à l'autre, je ne reconnais pas moins qu'il
est très essentiel que les colléges soient
pourvus d'appareils de gymnastique proprement dite. La seule vue de ces appareils suffit quelquefois pour exciter les
jeunes gens à en user, et l'on ne saurait

trop multiplier autour d'eux les occasions de faire de l'exercice pendant les récréations, dans les colléges surtout, où le besoin des études et les exigences de la discipline imposent si souvent le repos et le silence.

Ces appareils ont un attrait qui peut arracher à leur nonchalance quelques enfants apathiques qui demeureraient, pour ainsi dire, en place, s'ils n'avaient ces instruments sous la main.

Enfin, la gymnastique peut plus aisément, et parfois avec plus de fruit, être imposée comme devoir aux jeunes gens auxquels elle convient pour des raisons de santé, attendu qu'en ce cas il est facile de leur désigner celles de ces machines qui agissent plus spécialement sur tel ou tel appareil musculaire.

L'utilité de la sômascétique est reconnue depuis longtemps, mais il a fallu des siècles pour obtenir d'elle tous les services qu'elle rend aujourd'hui. Les anciens, chez qui elle était fort en honneur, n'avaient d'abord pour but, en la cultivant, que de former des hommes forts, vigoureux, capables de supporter les fatigues de la guerre, et de remporter les prix de la course et du pugilat. Plus tard, on reconnut qu'elle était également bonne pour conserver la santé et pour la rétablir lorsqu'elle est altérée. Enfin, il était réservé au dernier siècle de découvrir en elle un avantage au moins aussi précieux que tous les autres, celui d'exercer une heureuse influence sur les mœurs, en garantissant les enfants des funestes habitudes qu'ils contractent si vite et si facilement lorsqu'ils vivent dans le repos et l'indolence.

Malgré les grands et incontestables avantages que je viens de signaler dans la gymnastique, je ne dois point dissimuler qu'il est des jeunes gens pour lesquels elle ne serait pas sans danger si elle

n'était soumise à quelques précautions nécessaires. Il est des individus chez lesquels
la transpiration est très difficile et très
rare ; alors, des exercices de gymnastique trop forts et trop fréquents, en ac-
tivant la circulation dans les viscères de
ces individus dont les principales voies
d'excrétion sont insuffisantes, pourrait
faire naître un état de congestion habituelle, qui serait lui-même une cause
prédisposante d'inflammation, d'hypertrophie, de dégénérescence organique, etc.
Les élèves qui se rencontrent dans ces
conditions doivent donc user modérément
de ce genre d'exercices, et faire usage en
même temps des moyens propres à activer
les fonctions de la peau. C'est au médecin qu'il appartient de donner à cet
égard les conseils que réclament les diverses organisations.

Les jeunes gens même dont la constitution ne laisse rien à désirer doivent également
lement user de ces exercices avec une cer-

taine mesure. Ne sait-on pas que des courses forcées ont déterminé chez les mieux portants des maladies du cœur, de la rate, etc. ?

Tels sont les exercices, assez nombreux, auxquels se livrent les élèves de notre collége. On voit qu'ils sont assez variés, ce qui est surtout nécessaire, car il importe que tous les systèmes en reçoivent, chacun à leur tour ou simultanément, la salutaire influence. Les mouvements du corps entier impriment aux viscères une secousse qui tourne au profit de leur nutrition ; le mouvement de chacun des agents locomoteurs produit le même effet sur ces agents eux-mêmes ; et de l'augmentation de nutrition de toutes ces parties résulte un développement satisfaisant des formes et des forces de tout le corps, à moins que quelque cause particulière ne vienne en contrarier les effets.

Il est un exercice qui n'est pas en usage dans nos colléges, et qui a pourtant de grands avantages, c'est celui que l'on prend en voyageant. C'est surtout vers l'âge de puberté que commence à se manifester le goût des *voyages*, et c'est sans doute à ce désir de voir et de connaître, à cet amour, quelquefois prématuré, exalté même chez certains enfants, que l'on doit attribuer, le plus souvent, la précipitation avec laquelle ils se décident à abandonner le toit qu'ils habitent, et à se mettre en route sans savoir au juste où ils veulent aller, sans songer, qui plus est, qu'ils ne sont munis d'aucune des choses qui vont leur devenir indispensables du moment qu'ils auront fait quelques lieues.

Mais, accomplis en temps opportun et bien dirigés, les voyages peuvent être on ne peut plus utiles sous beaucoup de rapports, et particulièrement au point de vue

de l'entretien de la santé et du développement des forces , seule question à l'égard
de laquelle il m'appartienne de les envisager ici.

Il serait bon que chaque année une partie des vacances fût employée à faire
voyager, sous la conduite de leurs maîtres , ceux des élèves de nos colléges qui
ont atteint leur quatorzième année. La
rapidité actuelle des communications, soit
par le moyen des bateaux à vapeur, soit
par celui des chemins de fer, leur per-
mettrait de visiter en peu de temps les localités les plus intéressantes de la France
et même de l'étranger. Je n'ai point à parler, je le répète , des immenses avantages
qu'ils en retireraient, quant à leur instruction et à leur éducation , ni de l'ap-
prentissage qu'ils feraient ainsi des petites privations auxquelles, plus tard , ils
ne manqueront pas de se voir, plus d'une
fois, exposés dans le cours de la vie. Pour

ne pas sortir de mon sujet, je me bornerai à établir qu'en ce qui concerne uniquement la santé, les voyages ont des
résultats aussi avantageux qu'incontestables.

Apporter, ne fût-ce que pendant trois
ou quatre semaines, un changement complet dans toutes les habitudes de la vie et
dans le régime, jeter de la variété dans les
exercices, donner au corps des agitations
nouvelles par l'effet des secousses qu'il
éprouve dans les voitures, dans les bateaux, sur les voies ferrées, dans la marche même, poussée parfois jusqu'à la fatigue; respirer un autre air que celui dont
on est ordinairement entouré, un air tantôt plus vif, tantôt plus doux, et auquel
la vitesse des véhicules imprime encore
un mouvement salutaire, c'est là, sans
aucun doute, procurer à tout le corps une
excitation des plus heureuses et donner
un surcroît d'énergie vitale à tous les ap-

pareils d'organes qui, dès-lors, fonctionnent plus aisément et avec plus de rapidité.

Les enfants les plus jeunes supportent les voyages avec une facilité étonnante, relativement à leur faiblesse physique ; beaucoup de personnes, habituellement maladives, se portent mieux en voyageant ; quelques-unes guérissent même ; et un grand nombre des cures obtenues dans les établissements d'eaux minérales sont plutôt dues à l'action des différents modificateurs que l'on rencontre, qu'à celle opérée par les principes minéralisateurs que contiennent les eaux.

Je suis donc fondé à penser que les collégiens se trouveraient infiniment mieux d'un voyage fait sous la direction de leurs professeurs, que du trop long séjour qu'ils font chez leurs parents, et pendant lequel ils courent quelquefois le risque de compromettre les heureux fruits d'une

année entière passée complètement à l'a-
bri de tout ce qui pourrait porter atteinte
à leur santé et à leurs mœurs (1).

(1) Je ne terminerai pas ce chapitre sans engager les
chefs d'établissement à exercer une grande surveillance
sur les appareils de sômascétique établis en plein air ;
quelques unes des pièces de bois dont ils sont composés,
fixées en terre à une certaine profondeur, finissent par
s'y pourrir, et si elles ne sont pas changées à temps, les
enfants sont exposés à des accidents graves.

DU REPOS ET DU SOMMEIL.

Si l'exercice est salutaire, le repos ne l'est pas moins : le sentiment de bien-être qu'il fait éprouver quand on le goûte, après un exercice poussé jusqu'à la fatigue, en démontre l'utilité. C'est, en effet, durant les moments de repos que s'opèrent dans l'organisme les phénomènes physiologiques qui sont les conséquences de l'exercice, toujours très favorable s'il n'est pas exagéré. Toutefois, le repos, comme l'exercice, demande une juste mesure pour être profitable.

Un repos trop prolongé ou trop fréquent ne saurait manquer d'avoir des suites funestes. Sous son influence, les fonctions languissent, la nutrition se fait mal, les forces physiques et intellectuelles s'altèrent, et diverses maladies peuvent être le résultat de ces premiers désordres. Il faut donc s'attacher à les prévenir en exigeant un changement de manière d'être de la part de l'enfant que ses dispositions portent à fuir les exercices et les jeux de son âge.

Le sommeil est l'état dans lequel l'homme jouit du plus complet repos, du calme le plus parfait. Durant la période d'accroissement de son être, l'activité plus grande de la nutrition, l'activité presque continuelle du corps, et l'abondance des sécrétions rendent le sommeil plus nécessaire à cet âge qu'à tout autre.

Il ne doit cependant être permis que dans certaines limites, car s'il se prolonge habituellement outre mesure, il a pour inconvénients d'engourdir les facultés intellectuelles, d'affaiblir la mémoire, et de surexciter les organes chargés des sécrétions séminales. Enfin, comme l'habitude exerce une grande influence sur le sommeil, cette habitude, une fois contractée, peut se conserver toute la vie et en abréger, par conséquent, la durée de

tout le temps qu'elle lui enlève inutilement chaque jour.

Le temps qu'il est nécessaire de donner
au sommeil varie suivant l'âge. En par-
tant de ce principe, il semble qu'il conviendrait d'accorder aux élèves un sommeil plus ou moins long, suivant qu'ils
sont plus ou moins jeunes. A cet égard,
M. Friedlander a dressé un tableau des
heures qui doivent y être affectées aux
différents âges, année par année; et Simon
de Metz, réduisant cette répartition exagérée, estime qu'il suffirait de faire trois
divisions de 7 à 18 ans.

Quant à moi, je suis loin d'adopter ce
que l'on pourrait nommer le tarif de
Friedlander. Je crois qu'il n'est pas nécessaire de mettre une durée précise de sommeil en rapport avec un âge précis, et
qu'il existe à cet égard une certaine marge
dans laquelle on peut, sans inconvénient,
choisir des termes. Il est telle idiosyncrasie qui a besoin de plus de sommeil que

telle autre, (circonstance dont cependant on ne peut guère tenir compte dans un collége). Enfin, comme je viens de le dire, l'habitude étant pour beaucoup dans la prolongation ou l'abréviation du sommeil, je suis d'avis que l'on peut, sans danger aucun, habituer les enfants à dormir plus ou moins longtemps, et qu'il suffirait de les diviser simplement en deux catégories, les grands et les petits.

Au collége de Lyon, le sommeil des élèves est réglé ainsi qu'il suit : en hiver, les petits restent au lit pendant huit heures, et les grands pendant sept heures et demie ; en été, ils se lèvent tous une demi-heure plus tôt ; cela me paraît satisfaire aux besoins des deux âges.

Un premier roulement annonce le lever, et un second la sortie du dortoir. Ainsi les élèves s'habituent bientôt à se lever à des heures fixes, et il en est peu qui ne soient éveillés avant que le tambour batte, de sorte que ce mode d'avertissement n'a pas l'inconvénient que l'on pourrait redouter, celui de réveiller trop brusquement.

Le lever matinal est une condition des bonnes études ; à toutes les époques de la vie, le matin est le moment le plus favorable aux travaux de l'intelligence.

DES SÉCRÉTIONS ET EXCRÉTIONS.

La conservation de la santé et la marche de l'accroissement dépendant directement de l'intégrité des fonctions sécrétoires et excrétoires, il importe d'en faire, dans les colléges surtout, l'objet d'une surveillance particulière.

Les principales sont celles qui proviennent de la peau, des muqueuses digestive et pulmonaire, de certains viscères, tels que le foie, les reins, les organes sexuels, etc. Sauf cette dernière sécrétion, qui sera l'objet d'un examen particulier, tous ces phènomènes doivent s'opérer sans interruption depuis la naissance jusqu'à la mort; ils doivent être réguliers, faciles et avoir lieu d'une manière complète, mais cependant avec mesure. Or, s'il est indispensable, au point de vue de la santé, que ces fonctions s'exercent de la sorte chez l'adulte et le

vieillard, cela est plus indispensable encore dans l'enfance et dans la jeunesse,
où l'anomalie dans ces fonctions, résultat
inévitable du mépris des règles de l'hygiène, nuit singulièrement à la croissance, et ruine quelquefois la santé pour
la durée entière de la vie.

Quels sont les moyens qu'indique l'hygiène pour entretenir les sécrétions et les
excrétions dans l'état normal et désirable
que je viens de mentionner? et quels sont
ceux que l'on emploie dans nos colléges
pour atteindre ce but? L'hygiène est loin
d'en manquer, et ceux dont on fait usage
dans les colléges, beaucoup plus nombreux qu'on ne le croit, sont des plus certains dans leurs résultats; considération
qui, fût-elle seule, devrait, selon moi,
faire préférer l'internat à l'externat, surtout pour les plus jeunes enfants, comme
pour tous ceux dont le domicile est éloigné
du collége.

Les fonctions dont il s'agit doivent, ai-je dit, s'exercer régulièrement, librement, d'une manière complète, et pourtant avec mesure. Eh bien! rien n'est plus propre que la vie du collége à procurer ce résultat. Dans un tel établissement, la transpiration cutanée et pulmonaire est beaucoup moins exposée que dans une maison particulière à subir des suppressions, ou même des diminutions, attendu que la différence entre la température de l'air intérieur et celle de l'air extérieur, est beaucoup moins sensible au collége que dans les habitations privées, dont les différentes pièces sont étroites et souvent trop chauffées ; attendu encore que les élèves internes ne sont point, comme les externes, obligés de sortir par des temps trop rigoureux.

La régularité de l'excrétion des *féces*, la plus nécessaire de toutes puisqu'elle est une des premières conditions de l'existence, et qu'elle ne peut être sup-

pléée par aucune autre, est, dans les colléges, on ne peut plus directement favorisée par les soins apportés dans le choix
des aliments, par l'impossibilité pour les
élèves de surcharger leur estomac en man-
geant trop, et surtout par la régularité
dans les heures des repas.

Il est rare que les collégiens se plaignent de l'irrégularité qui peut parfois
survenir chez eux dans la défécation, à
moins qu'elle n'entraîne immédiatement
avec elle des accidents d'une autre nature.
C'est à peine même s'ils répondent d'une
façon catégorique lorsqu'on leur demande comment s'opère ordinairement
cette fonction; réserve qui vient soit de
ce qu'ils oublient bien vite ce qui s'y rat-
tache, soit de ce qu'ils sont déjà retenus
par la fausse délicatesse d'un grand nombre de personnes qui hésitent à parler
d'un acte en quelque sorte humiliant,
imposé par la nature.

Est-il, en effet, rien de plus honteux,

de plus humiliant pour cet être si orgueil-
leux, si vain, qui porte le nom d'homme,
que l'obligation où il se voit de reconnaître que sa vie dépend de la non-inter-
ruption de la fonction digestive, et que,
doué de cette intelligence qui l'élève sans
doute au-dessus de toutes les créatures, il
est, par les besoins matériels, ravalé au
niveau des animaux les plus immondes.
N'est-il pas bien cruel pour lui de se
voir réduit à la nécessité d'avouer, avec
Bordeu, que se remplir et se vider, se
remplir de nouveau pour se vider encore,
c'est l'une des principales conditions de
son existence physique, la plus importante
peut-être et la plus réelle? En vérité,
quand on y songe, il y a là de quoi dissi-
per toutes les fumées d'orgueil et de vanité
dont l'enivrement nous est si cher! et si
l'homme prenait quelquefois la peine de
réfléchir sur lui-même, il serait peut-être
plus modeste et moins fier de la supré-
matie d'une raison superbe qui ne l'af-

franchit cependant pas des nécessités honteuses de sa grossière enveloppe. Le sage Montaigne faisait sans doute ces réflexions quand il disait : « *Les rois et les philosophes fientent, et les dames aussi.* »

Quoi qu'il en soit, la répugnance du plus grand nombre, et surtout des personnes bien élevées, à parler d'une fonction de cette nature, est facile à expliquer; mais, comme le dit encore Bordeu, « Le
» médecin prend l'homme *pour ce qu'il*
» *est*, et lui prête une main secourable
» au milieu des misères qu'il voudrait,
» mais qu'il ne peut oublier. »

La *spermatose*, cette fonction non-seulement la plus importante, mais aussi la plus essentielle de toutes, est la sécrétion d'un fluide qui paraît être une émanation du principe vital même. Elle diffère trop spécialement des sécrétions et excrétions dont je viens de faire l'examen rapide, pour ne pas être étudiée particulièrement dans ses rapports avec le développement physique et moral de l'homme.

Quoique je n'aie point à faire l'histoire complète de cette fonction, il est néanmoins nécessaire que je rappelle ici quelques-unes de ses circonstances les plus saillantes, parce qu'elles motiveront et justifieront, pour la plupart du moins, les règles d'hygiène sur lesquelles il est de mon devoir de fixer l'attention du lecteur.

L'apparition de la spermatose a une grande influence sur le physique et sur le moral. Comment n'en serait-il pas ainsi, puisque le moment où cette fonction, qui reste assez longtemps dans un état imparfait, a acquis son complément de force et d'activité, est aussi celui où tous les autres organes achèvent de se développer ? Les formes extérieures se dessinent mieux qu'elles ne l'ont fait jusqu'alors, et la grace va bientôt se révéler dans tout le corps ainsi que dans toutes ses habitudes. En même temps, considéré sous le rapport moral, l'enfant pubère entre, en quelque sorte, dans une ère nouvelle; des sentiments tendres, nobles et généreux vont ajouter à son existence un charme tout-à-fait inconnu.

Mais tous ces avantages dont l'homme est redevable à la vie nouvelle d'organes restés comme endormis jusqu'à l'âge de quatorze ou quinze ans, tous ces avantages seront perdus ou feront place aux désordres les plus graves, qui se manifesteront dans tout son être, si certains écarts des lois hygiéniques viennent donner lieu au développement prématuré de ces organes.

L'histoire de la spermatose nous révèle un autre fait qu'il n'est pas moins essentiel de rappeler, c'est qu'à tous les âges l'émission du fluide qui accompagne l'exercice de cette fonction est constamment suivie d'un ébranlement nerveux et d'un anéantissement momentané par lesquels l'homme qui vient de consommer cet acte est averti qu'il a perdu une partie de sa vitalité et comme une partie de son être. Et cette perte, il ne saurait en avoir la conscience sans éprouver un sentiment aussi profond que pénible. De là le changement qui se manifeste aussitôt dans son état moral, dans son humeur, et qu'il lui est impossible de dissimuler :

Læta venire Venus, tristis abire solet.

Ce dernier fait, surtout une fois reconnu, je dirai : Mais si le corps, complètement développé et disposant de toute la force dont il est susceptible, peut ressentir une telle souffrance par l'effet de l'exercice d'une fonction commandée cependant par la loi même de la nature, qu'arrivera-t-il donc si, par suite d'un vice d'éducation, le développement prématuré de ces organes est favorisé de manière qu'il soit difficile de les empêcher d'entrer en fonction avant que le corps ait acquis le complément de sa force ? N'est-il pas évident, en ce cas, qu'un acte de nature à troubler, à altérer des viscères qui jouissent de toute leur énergie et de tous les moyens de résistance que donne un accroissement achevé, sera bien plus capable d'affecter ces organes, de les paralyser, d'y porter le germe de la destruction, si cet acte les surprend alors que cet accroissement n'a pas encore atteint son terme ?

Or, quelles sont les indications fournies par la sagesse et par l'expérience pour prévenir ce développement prématuré ?

C'est encore ici le cas de signaler l'intérieur d'un collége comme le lieu le plus convenable à l'organisation des moyens hygiéniques propres à atteindre sûrement et facilement ce but. C'est là que l'enfant qui commence à cesser de l'être, se trouvant constamment occupé, constamment entouré, n'étant enfin jamais livré à lui-même, il sera, pour ainsi dire, impossible aux mauvaises pensées de se glisser dans son esprit et de le corrompre. C'est là qu'il lui sera le plus difficile de se livrer à des lectures dangereuses; c'est là qu'il courra le moins de chances de voir et d'entendre tout ce qui peut éveiller ses sens et les exciter; c'est là enfin qu'il n'aura aucun rapport avec des individus de l'autre sexe, rapport que l'on croit très mal à propos sans danger parce qu'il a lieu entre des enfants dont le jeune âge et l'innocence bien reconnue semblent être des garanties assurées contre tout dérèglement de conduite. Mais ce n'est pas un dérèglement instantané qui est à craindre en pareil cas, c'est l'influence que ce rapport, que ce contact, si innocent qu'il soit, peut avoir, par l'instinct secret de la pensée, sur le développement matériel d'une nature particulière d'organes, dont l'entrée en fonction sera, un peu plus tard, devancée d'autant par ce développement prématuré.

Les Anglais, dont le sentiment de pudeur est porté au plus haut degré, en donnent la preuve jusque dans l'éducation de leurs enfants, chez lesquels, même dès l'âge de sept à huit ans, les enfants des deux sexes sont toujours soigneusement séparés. Cette prudence extrême, dont la sévérité des mœurs anglaises fait une loi, ne saurait être trop approuvée, et vient à l'appui de cette pensée, qu'on ne saurait prendre trop de précautions dans les colléges, pour mettre la jeunesse à l'abri de toute périlleuse atteinte. Nous avons vu et nous verrons encore plus d'une fois avant la fin de cet ouvrage que, dans ces maisons, les plus sages précautions sont prises pour soustraire les élèves à l'influence de toutes les causes qui pourraient hâter l'entrée en fonction des organes sexuels.

DES PASSIONS.

Il est incontestable que les passions dont la jeunesse est susceptible peuvent avoir de fâcheuses influences sur sa santé; et, parmi ces passions, celle qui doit fixer l'attention de la manière la plus sérieuse, c'est la *colère*, qui n'est pas seulement un mouvement honteux de l'ame, mais qui pervertit le caractère, et rend celui qui s'y livre insupportable aux autres. C'est donc là un des objets les plus importants de l'éducation. Mais il y a plus : l'état vicieux de l'esprit dont elle s'est emparé réagit sur le physique et peut y causer de grands désordres. Chaque accès de colère s'accompagne, suivant son intensité, d'une excitation plus ou moins forte des centres de l'innervation et de la circulation ; et cette excitation, souvent répétée, souvent accompagnée d'une congestion sanguine, particulièrement dans le crâne ou dans le thorax, doit prédisposer aux hémorragies, aux phlegmasies, aux hypertrophies et à presque toutes les maladies qui siègent dans les organes essentiels à l'existence.

Dans l'intérêt de la santé des enfants, il importe donc de prévenir en eux les accès de colère. Or, pour en arrêter ou pour en prévenir les progrès, il n'est aucun lieu plus convenable qu'un collège : d'abord, la jeunesse est une époque favorable à cette cure, le mal qui n'a pas eu le temps de pousser de profondes racines, étant plus facile à extirper ; ensuite, parce que les collégiens se chargent eux-mêmes de leur mutuelle guérison, les petites colères qui commencent à éclater n'excitant que les railleries des camarades, et jamais la moindre concession de leur part sur la cause qui y a donné lieu ; enfin, les enfants emportés y apprennent bien vite que c'est un mauvais moyen pour réussir auprès des supérieurs, et ne tardent pas à se corriger.

Je dois faire observer en outre, relativement au collége de Lyon, que les tempéraments bilieux et sanguins, ceux-là précisément qui prédisposent le plus à la colère, ne prédominant point dans notre pays, on y a conséquemment moins de difficultés à vaincre cette funeste passion.

En ce qui concerne les maîtres chargés de corriger les élèves enclins à la colère, il importe que leurs conseils ne soient jamais donnés qu'avec le ton d'une extrême douceur, et que leur visage même en porte l'empreinte. S'ils jugent convenable d'infliger quelque peine, ils doivent attendre que l'enfant soit revenu à son état de calme, et lui annoncer avec un bienveillant sang-froid la punition qui lui est imposée. En effet, l'enfant est naturellement porté à suivre l'exemple qu'on lui donne, et la colère est une passion contagieuse. Il ne faut donc pas se montrer à lui sous l'empire du vice dont on prétend le guérir, il faut au contraire lui apparaître avec la qualité contraire, celle même qu'on veut lui inspirer.

Pour corriger avec succès les enfants colériques, il convient de leur assigner des études et des jeux qui exigent beaucoup d'attention, de tranquillité d'esprit et de patience.

Si un caractère de cette nature ne pouvait être que difficilement dompté par ces moyens moraux, il faudrait recourir aux moyens physiques, car l'état physiologique de l'organisme peut avoir aussi sa part d'influence dans le développement ou l'entretien de cette disposition de l'ame. Ainsi, dans ce cas, on prescrira une alimentation plus végétale qu'animale, l'usage du lait, l'abstinence des viandes noires, faisandées, marinées, des liqueurs spiritueuses, etc. On recommandera les exercices champêtres, les bains de rivière, enfin on pourra pratiquer des saignées avec avantage quand les principaux viscères donnent des signes de pléthore.

La *peur*, et tous les sentiments qui n'en sont qu'un diminutif ou une exagération, depuis la timidité pure et simple jusqu'à la terreur, doit être combattue avec soin chez les enfants, si l'on veut conserver leur santé et en faire des hommes.

Ce sentiment vicieux que l'on observe surtout chez les enfants jusqu'à l'âge de puberté, n'est pas toujours le résultat d'un vice d'éducation : on peut souvent y être prédisposé par une constitution faible, nerveuse, ou habituellement maladive. Il est quelquefois héréditaire.

La peur est une passion essentiellement concentrique et débilitante ; quand elle agit sur nous, les mouvements nerveux et sanguins se concentrent à l'intérieur ; et les organes de relation, ne recevant plus une suffisante quantité de sang, cessent

de fonctionner; de là le trouble des sens,
la faiblesse, la syncope, les palpitations,
les convulsions, le relâchement des
sphincters, etc.

D'ordinaire, heureusement ces accidents ne sont que passagers; mais s'ils
se répètent fréquemment ou s'ils agissent
avec violence ,ils peuvent conduire à l'affaiblissement moral et physique, à l'épilepsie, à la paralysie, à l'aliénation men-
tale, etc.; le scrophule même paraît
avoir été déterminé par la peur (1).

Pour corriger de la peur et en prévenir
les suites fâcheuses, je ne pense pas qu'il
faille, comme le conseillent quelques auteurs, habituer les enfants aux commo-
tions, aux secousses qu'ils peuvent éprouver dans des lieux sombres ou déserts, ou
lorsqu'on les surprend par de fortes dé-
tonations.

(1) Voyez *La Médecine des passions, ou les passions
considérées dans leurs rapports avec les maladies, les
lois et la Religion*, par J.-B. Descuret, page 450 (1844).

Ce n'est non plus ni par le raisonnement, ni par la contrainte, que l'on guérit cette maladie. La peur est le résultat
d'impressions morales qui ont vivement
affecté le genre nerveux ; ce sont donc ces
premières impressions qu'il importe d'empêcher pour prévenir le mal; si le mal
existe, il faut alors éloigner de l'enfant
toutes les causes qui peuvent le repro-
duire, et les en éloigner assez longtemps
pour que, par suite de l'accroissement
général, et par l'effet de l'habitude, le
système nerveux ait pris assez de force
pour résister à des assauts qu'il ne pouvait impunément supporter quelques années auparavant. En résumé, pour que
l'enfant ne devienne pas un homme peu-
reux, faites que, pendant ses premières
années, il n'ait pas d'occasions d'avoir
peur.

Ainsi, pour prévenir et pour combattre
la peur, un collége doit toujours être parfaitement éclairé dans tous ses passages,

même les plus courts, ainsi que dans toutes les pièces où l'on séjourne. Les maîtres ne doivent point contracter l'habitude de parler aux élèves avec dureté, avec amertume; la contrainte ne réussit jamais auprès des enfants; la crainte paralyse leurs facultés, change leur caractère naturellement curieux et entreprenant. Enfin, dans les punitions, la peur ne doit jamais être employée comme un moyen d'action.

Quand elle tient à la nature de l'organisation, il est évident qu'il faut alors ramener la constitution à l'état normal et combattre les phénomènes morbides par tous les moyens de l'art, et particulièrement par ceux que fournit l'hygiène. C'est ainsi qu'il est utile parfois de conseiller une alimentation plus substantielle, les exercices gymnastiques, l'influence d'une musique appropriée, etc. Par ces moyens, l'on favorise le développement des forces physiques, et l'on accroît l'énergie morale.

La lecture des livres qui renferment des histoires effrayantes doit être défendue aux enfants, et tous ceux qui les entourent doivent éviter avec les plus grandes précautions de rien dire qui puisse frapper leur imagination et lui donner l'éveil.

La disposition à la *tristesse* est une affection de l'ame qui agit sur l'organisme à peu près de la même manière que la peur, et qui doit être combattue par des moyens analogues.

La *gaîté* et la *joie* ont généralement une favorable influence sur le physique et le moral des enfants ; elles conviennent surtout après le travail, parce qu'elles rétablissent l'équilibre entre les mouvements nerveux et circulatoires qui, pendant l'étude, sont restés concentrés sur quelques organes seulement; elles sont, d'ailleurs, dans la nature du jeune âge.

La joie, si elle était excessive, pourrait bien avoir quelques inconvénients : on sait qu'une joie trop vive et trop subite a été parfois suivie d'accidents graves. Trop prolongée, elle pourrait distraire les enfants de leurs études ; mais ce sont des inconvénients assez rares dans les colléges, et auxquels, d'ailleurs, il est facile de remédier.

La *paresse* n'est pas toujours un simple vice de caractère, elle tient souvent à une maladie, et elle rentre alors dans le domaine de la médecine. La paresse se rencontre quelquefois chez les jeunes gens dont la nutrition s'opère mal, soit parce qu'ils sont en proie à quelque maladie chronique latente, soit parce qu'ils sont affaiblis par quelques sécrétions trop abondantes ou trop répétées. Il est évident qu'alors ce sont ces maladies qu'il faut attaquer.

Au reste, la paresse est un défaut assez rare parmi les élèves du collége de Lyon ; je puis même certifier que souvent je me vois forcé d'user de mon autorité, ou de faire intervenir celle du proviseur pour retenir à l'infirmerie de jeunes enfants empressés d'en sortir avant leur guérison complète, tant ils craignent de manquer une composition, ou de se laisser surpasser !

Quoi qu'il en soit, en diminuant chez les jeunes gens le goût des exercices corporels et même de l'étude, la paresse les prédispose à tous les vices et à tous les maux dont les préservent ces exercices et le travail lui-même. Il importe donc essentiellement de corriger les enfants de ce défaut, non-seulement pour ses conséquences morales, mais à cause de ses résultats physiques sur la santé.

Dans la jeunesse, la *mémoire* peut s'affaiblir au point de disposer à l'idiotisme , et , le plus souvent , cet affaiblissement est causé par l'abus trop fréquent de certaines sécrétions. Trop de sommeil, une nourriture trop substantielle , nuisent aussi à la mémoire ; un exercice forcé de cette faculté peut entraîner la céphalalgie et causer même l'inflammation du cerveau.

Il suffit d'avoir indiqué les causes de l'affaiblissement de la mémoire pendant le cours des études , pour faire comprendre quels sont les moyens de l'empêcher ou d'y porter remède.

Il est quelques élèves d'un *caractère morose*, difficile, acariâtre, que la moindre observation contrarie et que les punitions ne corrigent point. Il en résulte quelquefois que les maîtres finissent par s'irriter contre eux , et que les rapports nécessaires entre maîtres et élèves devien-viennent également fâcheux pour les uns et les autres. Ce vice de caractère tient souvent à quelque lésion, à quelque excitation du cerveau, du système nerveux ganglionnaire, ou des viscères mêmes, qui jouent un rôle si important dans toutes les manifestations morales et intellectuelles. Un état maladif de cette nature, qui, chez l'adulte et chez le vieillard, n'est guère susceptible que d'un traitement palliatif, peut être radicalement guéri quand il se déclare dans l'enfance ; mais il exige, de la part du médecin, une grande sagacité et les soins les plus délicats ; et ce n'est pas dans un collége qu'une pareille cure doit être tentée.

Gourmandise. — Dans la première enfance, les digestions, par leur rapidité, et les sécrétions, par leur abondance, exigent une alimentation presque continuelle. La nature, dans sa prévoyante sagesse, nous a donné, à cette époque de la vie, un instinct qui nous porte à demander presque à chaque instant une nouvelle nourriture. Si alors l'appétit n'est pas promptement satisfait, l'enfant pousse des cris, il verse des pleurs, qui attestent ses besoins. De même, si l'aliment qu'il convoite est donné en sa présence à un autre, il montre, pour la première fois, les signes manifestes d'un autre sentiment, d'une passion réelle, la jalousie. La gourmandise est donc une passion inhérente au premier âge, passion nécessaire, commandée par la nature, qui veille au développement de l'individu; c'est, par conséquent, une condition à laquelle il est indispensable de se soumettre.

Mais, au fur et à mesure que l'être avance en âge, qu'il passe de la première enfance à la seconde, et de celle-ci à la jeunesse; à mesure qu'il s'éloigne du temps où l'existence est pour ainsi dire végétative, où la nutrition et le sommeil la constituent presque uniquement; à mesure que les autres fonctions et les autres passions commencent à jouer un rôle d'une certaine importance, c'est-à-dire précisément dans cette période que les enfants passent d'ordinaire au collége et pendant laquelle les besoins nutritifs sont moins impérieux, il importe que l'alimentation soit réglée; et la gourmandise, qui porte à manger trop souvent ou en trop grande quantité, devient un vice qu'il est urgent de réprimer non seulement comme contraire à la morale, mais comme essentiellement nuisible à la santé.

La gourmandise est une passion dont on a cherché à tirer parti dans l'éducation; c'est un mobile auquel on a eu recours pour diriger les actions de l'enfance. Quant à moi, je blâme et je réprouve cette méthode qui peut bien avoir, sous certains rapports, quelques heureux résultats, mais que je regarde comme funeste au point de vue hygiénique; la raison en est simple. Pour être sans inconvénients relativement à la santé, ce moyen devrait être employé avec autant de me-sure que de discernement, et ce sont des appréciations plus difficiles qu'on ne pense pour les personnes étrangères aux sciences médicales.

Envie et jalousie : Ce sont deux pas-sions qui tourmentent l'homme à tous les âges et dont la première enfance elle-même n'est pas exempte. L'émulation, maintenue dans de justes bornes, est un sentiment louable qui ne peut conduire qu'au bien. Mais il n'en est malheureuse-ment pas de même de l'envie et de la ja-lousie : non-seulement ce sont des vices honteux qui attirent sur ceux qui en sont atteints le mépris et l'abandon, mais ce sont encore des passions violentes qui, portées à l'excès, altèrent profondé-ment la santé et peuvent conduire même à la mort.

Quels sont les moyens de prévenir et

de combattre ces vices dans les colléges ? Les enfants d'un tempérament bilieux et nerveux étant ceux qui deviennent le plus facilement envieux et jaloux, il faut attaquer cette prédisposition par un régime adoucissant et de nature à atténuer l'influence de cette cause, c'est-à-dire qu'il faut imposer l'abstinence d'aliments échauffants et de boissons spiritueuses, et prescrire l'usage de boissons rafraîchissantes et d'exercices variés. Sous ce rapport, le régime ordinaire des colléges laisse peu de chose à désirer.

Les moyens moraux ne doivent pas être négligés, et le plus souvent ils suffisent. Des exhortations, de sages réprimandes, sont puissantes pour corriger les vices du caractère, et elles le sont d'autant plus dans un collége, qu'elles n'y sont pas contrariées par des observations opposées qui, ailleurs, viennent souvent soutenir et défendre mal à propos des enfants trop habiles à en profiter.

L'organisation des colléges est, à tous égards, dans des conditions propres à prévenir chez les élèves le sentiment pénible que pourrait faire naître en eux la vue de préférences accordées à d'autres. L'uniformité du costume, du coucher, des aliments, de tous les soins enfin dont ils sont entourés, porte le cachet d'une parfaite égalité entre eux, et ne saurait laisser de place à la jalousie. Le seul cas de préférences injustes, de la part des maîtres, pourrait inspirer de la jalousie aux élèves. Mais, heureusement, cela ne peut guère se rencontrer dans les colléges bien administrés.

L'émulation peut aussi être étudiée sous le point de vue hygiénique. C'est un puissant mobile très favorable au progrès des études, et qu'on s'applique avec raison à exciter par tous les moyens chez les enfants, non-seulement dans le temps qu'ils passent au collége, mais avant même qu'ils aient quitté le toit paternel.

Cette passion n'est satisfaite que lorsque celui qu'elle anime voit tous ses rivaux surpassés et vaincus : elle existe à un haut degré chez les jeunes gens et même chez les enfants ; c'est, en conséquence, un moyen dont on peut tirer grand parti pour les pousser à bien faire et à étudier avec ardeur.

Le fait de l'émulation est de stimuler vivement les facultés de l'intelligence, et cette excitation particulière qu'elle produit devient nécessairement générale. Or, il en est de celle-ci comme de celle qui succède à une foule d'autres causes ; son action n'est pas uniquement favorable au développement des facultés sur lesquelles elle opère directement, elle l'est encore au développement de toutes les forces physiques, et, par suite, à la conservation de la santé.

Néanmoins cet actif ressort de l'éducation a besoin, comme tous les autres, de ne pas être aveuglément employé. S'il a d'incontestables avantages sous le rapport de l'application, de l'ardeur au travail et de l'instruction, il peut n'être pas toujours sans inconvénients sous le rapport moral.

En effet, portée à l'excès, l'émulation peut dégénérer en jalousie, en envie; alors le but que l'on se propose est dépassé, et la santé se trouve exposée à la plus fâcheuse perturbation.

Dans le cas même où elle ne serait pas exagérée, elle peut encore avoir l'inconvénient grave, dans un collége surtout, de n'être profitable à quelques-uns qu'au préjudice de ceux qui, moins capables, se voient toujours surpassés, qui, découragés par cela seul, ne font plus aucun effort pour lutter contre des rivaux constamment heureux, et qui tombent dans une apathie morale et physique, aussi nuisible à leur santé qu'à leur instruction. C'est donc aux hommes chargés

de la direction des études de proportion-
ner les causes ou les moyens d'émulation
aux besoins et à l'organisation particulière des élèves, soit en les encourageant
par de sages exhortations, soit en les faisant passer au besoin dans d'autres classes, afin qu'ils n'aient pas toujours sous
les yeux des camarades dont la supériorité les abat, soit enfin par toute autre
juste et prévoyante mesure que l'expérience peut suggérer à des hommes beaucoup plus compétents que moi en pareille
matière.

DES PUNITIONS.

Dans toutes les maisons d'enseignement, les punitions sont une nécessité
indispensable, mais ce n'est pas moins
une nécessité fâcheuse : fâcheuse au point
de vue moral, car l'homme n'a, pendant
sa vie, que trop de sujets de peines et de
chagrins, et tous nos efforts doivent tendre, non-seulement à en diminuer le
nombre autant que possible, mais encore
à ne pas en devancer l'époque ; fâcheuse
encore au point de vue sanitaire, puisque
tous les sentiments, toutes les affections
tristes ont pour effet d'éloigner le sang de
la périphérie, de le pousser, par conséquent, vers les viscères et d'y porter le
germe de congestions dangereuses. Les
punitions agissent aussi d'une façon nuisible au système nerveux, comme tendant à en troubler les fonctions ; et,
lorsqu'elles sont fréquemment répétées,

tous les mouvements organiques et vitaux peuvent en être compromis.

Si, dans un collége, on s'aperçoit qu'un enfant est trop souvent puni, il importe, fût-ce dans l'unique intérêt de sa santé, de recourir à d'autres expédients. Il faut d'abord examiner sa santé, dont l'altération explique peut-être sa paresse. Si ce n'est point là la vraie cause, il convient quelquefois de laisser du répit à l'intelligence, de varier, de renouveler les relations de l'enfant, de lui donner d'autres maîtres, de le faire changer de classe, parfois même de collége; l'on a vu souvent le goût du travail renaître avec la joie et la santé.

Parmi les succès assez nombreux de ce genre dont j'ai été témoin, j'en choisirai un seul, assez remarquable pour être cité.

Le jeune B..., fils d'un ouvrier en soie, homme de sens et d'intelligence, et dans une position aisée, était depuis trois

années au collége. Sans qu'il fût gravement et réellement malade, il s'en fallait
de beaucoup que sa santé fût florissante,
et son développement physique laissait
fort à désirer ; il se traînait lentement et
péniblement dans ses classes ; il avait
presque toujours quelque punition à subir, et des retenues fréquentes l'empê-
chaient très souvent d'aller en promenade
ou à la maison paternelle. Désolé du triste
résultat que devait faire craindre une
éducation pour laquelle il faisait cependant de grands sacrifices, le père B.....
prit ce qu'il appelait un grand parti,
et, renonçant même aux colléges fran-
çais, il envoya son fils à Londres ; non
qu'il pensât y trouver un enseignement
secondaire supérieur au nôtre et mieux
organisé ; mais parce qu'il comprit qu'il
fallait, par un moyen extrême, forcer
cet enfant à rompre en même temps avec
toutes les habitudes qu'il avait depuis
trop longtemps contractées, qu'il fallait

le placer dans un centre de relations absolument nouvelles, et surtout ne lui laisser aucun espoir de trouver des appuis,
ni même aucun ménagement pour ses
mauvais penchants.

Le succès de cette mesure a dépassé les
espérances qu'on en avait conçues; le fils
B...., qui a fait de bonnes études, qui est
devenu fort et bien portant, tient aujour-
d'hui avec distinction un emploi dans
une des bonnes maisons de commerce de
Londres; et son père, heureux d'avoir
aussi bien réussi, devrait être pris pour
modèle par bien des hommes placés plus
haut que lui dans la hiérarchie sociale.

Les punitions admises au collége de
Lyon sont peu nombreuses, et, dans ce
petit nombre même, il en est plusieurs
que l'on inflige rarement : preuve de l'ordre habituel qui règne dans la maison,
ainsi que des heureuses dispositions morales des enfants.

Ces punitions consistent dans *le pen-*

sum, *les retenues*, *le piquet*, autrement dit les arrêts en présence des camarades, *la table de pénitence*, *la prison* et *la séquestration*.

Considérées sous le rapport hygiénique, ces peines peuvent fournir matière à quelques observations.

Dans l'intérêt de la santé des élèves, je voudrais que les *retenues* ne fussent infligées que les jours où ils se rendent dans leurs familles, et non les jours de promenades ; la punition n'en serait que plus grave, et du moins ils ne seraient pas exposés aux dangers que présentent particulièrement les sorties dans la famille.

Le *piquet* est une punition par l'effet de laquelle l'élève reste debout et immobile, à peu de distance de ses camarades, et pendant une partie ou toute la durée de la récréation. Il ne pourrait en résulter aucun inconvénient pour la santé, si la récréation avait toujours lieu dans un endroit fermé ; mais il n'en est pas de même en plein air, dans les cours du collége, par exemple, surtout lorsque le temps est humide ou frais. Aussi a-t-on aujourd'hui, moins souvent qu'autrefois, recours à cette punition. Pour les plus jeunes enfants, et surtout pour ceux dont la constitution est délicate, il y a évidemment quelques ménagements à prendre à cet égard.

La *table de pénitence*, à laquelle l'élève est placé seul et à peu d'éloignement de la table commune, ne se composait, au temps passé, que de pain, de potage et d'eau ; maintenant, elle se compose d'un potage, d'un plat, et de pain à discrétion. Quoique bien moins préjudiciable à la santé qu'il ne l'était précédemment, ce régime est une peine que les règlements ne permettent pas d'infliger deux fois de suite. On a reconnu qu'en principe la punition ne doit point frapper sur l'estomac, mais seulement sur la sensualité du coupable.

Il est très rare maintenant dans ce collége que quelque élève soit condamné à *la prison*, car il y a un inconvénient très grave à laisser un enfant absolument seul, et livré plus ou moins longtemps à ses propres pensées, qui ne sont pas toujours de bonnes pensées ; la santé et les mœurs peuvent également en souffrir. Généralement réprouvée de nos jours, cette punition est à peu près tombée en désuétude au collége de Lyon depuis le provisorat de M. Moriau. Au reste, le local servant de prison est sain, clair, et facile à surveiller ; l'élève qui subit cette punition est continuellement occupé : le proviseur se fait rendre compte de son travail au moins trois fois par jour.

La *séquestration* a bien aussi l'inconvénient que je viens de signaler ; mais, comme elle a pour objet de séparer de ses camarades, jusqu'à sa sortie de la maison, un élève dont le contact est jugé dangereux, il faut bien, le cas échéant, avoir recours à cette mesure de rigueur. Il est facile de comprendre que le renvoi d'un élève, si urgent qu'il soit, ne peut s'effectuer immédiatement, attendu qu'un laps de temps est indispensable pour avertir les parents, quelquefois éloignés, et pour que l'approbation ministérielle ait été donnée à une mesure aussi sévère.

Il est sans doute inutile de faire observer que les punitions corporelles, autrefois en usage, sont bannies de ce collége, comme elles doivent l'être de tous les établissements consacrés à la jeunesse; ensuite, que l'on apporte le plus grand soin à ce qu'aucune peine ne soit injustement infligée. Mieux vaudrait, en effet, laisser échapper quelques coupables : l'injustice révolte celui qui en est la victime, aigrit son caractère, et peut porter atteinte à sa santé.

Toutefois, en terminant, il est bon de dire que l'élève auquel une punition a été infligée peut aisément en racheter une partie, en apprenant, selon la gravité de la faute, quelques pages ou quelques lignes de ses auteurs classiques. En général, on s'applique à donner un but utile aux punitions. Ou la peine elle-même est un devoir à remplir, ou, si elle est d'une autre nature, le maître qui la prononce y ajoute une leçon à apprendre ; et, dans tous les cas, ces devoirs imposés extraordinairement donnent droit, s'ils sont bien faits, à une réduction de la peine.

DES RÉCOMPENSES.

Dans l'intérêt de la santé, il serait fort désirable que les élèves d'un collége pussent toujours être dirigés par l'attrait des récompenses, et non par la crainte des punitions. Le sentiment que nourrissent en eux l'espoir du plaisir et le plaisir lui-même, entretient dans l'organisme un état de détente générale qui donne de l'essor au jeu des organes, facilite l'exercice des fonctions, même de celles de l'intelligence, et qui est, par conséquent, très favorable à la conservation de la santé, ainsi qu'aux progrès de l'accroissement. Tandis que le sentiment pénible et triste, causé par les remontrances et les punitions, produit un effet tout contraire; il détermine et maintient dans l'organisme un état de contraction et de resserrement qui, en diminuant l'espace que les fluides doivent parcourir à la périphérie, les re-

foule dans les viscères, en gêne les fonctions, et y établit le siége de congestions
permanentes très propres à faire naître
dans ces organes de graves maladies.

Malheureusement la nature même des
choses et le caractère de l'esprit humain,
que la raison ne saurait guère modifier
surtout dans les premiers âges, ne permettent guère l'accomplissement du voeu
que je viens de formuler dans la sincérité
de mes convictions.

Au collége de Lyon, les récompenses
consistent dans les prix dont la distribution se fait tous les ans avec une grande
solennité, dans l'inscription du nom des
plus méritants sur un tableau exposé
au parloir, dans quelques sorties extraordinaires, et dans les exemptions ou *bons
points*, qui, lorsqu'ils sont en nombre
suffisant, valent un prix à la fin de l'année, et qui, tous les jours, peuvent servir, en cas de fautes commises, à racheter
les punitions. Il est, enfin, d'autres ré-

compenses très variées qui se mesurent sur les goûts ou les besoins, très variés aussi, des enfants que l'on s'applique à contenter quand ils ont bien fait; ce qui est à la fois pour eux un plaisir présent et un puissant encouragement pour l'avenir.

Quant à la santé, je n'ai qu'une seule observation à faire, c'est que plus on pourra multiplier les récompenses et réduire les punitions, mieux cela vaudra. Les prix, qui ont incontestablement le plus vif attrait pour l'amour-propre, et qui stimulent le plus ardemment l'émulation, ont toutefois l'inconvénient de n'être distribués qu'une fois par année, et de n'être accessibles qu'au petit nombre; or, beaucoup d'enfants ne sont sensibles qu'aux jouissances du moment. Je voudrais donc voir des récompenses accordées à des époques rapprochées de celles où l'on s'en est rendu digne, le plus souvent possible, et telles que les élèves y trouvassent une source d'instruction. Ainsi, il serait très bon, aux jours de promenade, de leur faire visiter, sous la conduite de leurs chefs immédiats, nos musées, nos collections scientifiques, nos cabinets d'histoire naturelle, nos antiquités, et même nos usines, nos manufactures, etc. Il est hors de doute que l'autorité se prêterait volontiers à faire ouvrir ces établissements publics aux collégiens les jours où ils sont fermés à la foule. Les visites de ce genre auraient, sans contredit, les plus heureux résultats, ce que l'on a vu faisant plus d'impression qu'une froide lecture, et restant plus longtemps gravé dans le souvenir.

Je ne conseillerai pas, ainsi que le fait le docteur Simon de Metz, de faire de la fréquentation des théâtres une récompense pour les élèves, lors même qu'on aurait la précaution de choisir les ouvrages à la représentation desquels il leur serait permis d'assister. Je ne saurais voir pour eux, dans les spectacles, qu'une source de démoralisation dont il est inutile d'énumérer ici les causes. Il n'est pas aussi facile qu'on le croit de changer pour un jour en école de mœurs un lieu qui, tous les jours, se présente sous un aspect absolument contraire. Je ne puis donc que déverser un blâme sévère sur les parents qui mènent ou envoient leurs enfants au théâtre, malgré la défense expresse qu'en font les règlements.

RÉCRÉATIONS ET VACANCES.

En parlant de la manière dont le temps est employé aux différentes heures de la journée, en indiquant les exercices du corps, en décrivant certains locaux, soit du collége proprement dit, soit de la maison de campagne du Vernay, et en faisant connaître la destination de ces divers locaux, j'ai fait la plupart des observations auxquelles les récréations peuvent donner lieu. Il ne me reste donc plus à les envisager que comme prises en dehors de la surveillance de l'établissement.

Cependant, avant d'examiner la question sous ce dernier rapport, j'exprimerai le vœu de voir, dans l'intérieur de tous les colléges, de plus grands emplacements consacrés aux récréations. C'est surtout dans les grandes villes qu'il en manque d'assez vastes. Je sais bien que les terrains y coûtent cher; mais nous vivons dans un siècle où l'on ne recule devant aucune dépense, devant aucun sacrifice pour entourer de tout le confortable possible les hommes de toutes les conditions, réunis pour quelque motif que ce soit. Or, pour atteindre complètement ce but, ne serait-il pas juste, ne serait-il pas même dans l'intérêt national, que l'enfance et la jeunesse, dont l'organisme réclame les conditions les plus favorables à leur accroissement, trouvassent amplement la première de ces conditions, l'espace nécessaire pour leur fournir une suffisante quantité d'air parfaitement respirable, et la complète aisance dont ils ont besoin pour se livrer aux exercices gymnastiques de tous genres?

Quant aux récréations prises en dehors de la surveillance des maîtres, voici ce qui se passe au collége de Lyon.

Deux fois par mois, les élèves des colléges royaux sont autorisés à passer une journée chez leurs parents ou chez leurs correspondants. Ils ont aussi, chaque année, six semaines de vacances qu'ils passent, pour la plupart, dans leurs familles.

Ces sorties ont un avantage que je ne conteste point lorsque les enfants se rendent au sein de leurs familles ; elles sont utiles au point de vue de la conservation des liens du sang ; la présence sous le toit paternel, au milieu de ses proches, le retour aux habitudes des premières années, ne fussent-ils que de quelques heures, suffisent, s'ils se renouvellent une ou deux fois par mois, pour entretenir, pour resserrer ces liens, pour raviver dans de jeunes cœurs le souvenir de toutes les joies, de tout le bonheur dont ils sont redevables aux auteurs de leurs jours, et pour y graver à jamais les sentiments les plus sacrés de tendresse et de reconnaissance.

Mais, malheureusement, si on les con-

sidère au point de vue de la santé, et
même de la morale, ces sorties ne pourront pas être jugées d'une manière aussi
favorable.

Pour ce qui regarde la santé, il arrive
souvent que des élèves rentrent au collége, sinon malades, du moins assez indisposés pour que quelques soins leur
soient nécessaires, parce qu'il est rare
que, dans leurs familles, ils ne soient
exposés à s'écarter du régime salutaire
auquel ils sont habitués. En général, les
parents partagent trop avec leurs enfants
l'idée qu'aux jours de vacances il faut les
dédommager, et pour la table et pour la
liberté, des privations qu'on leur impose
au collége. De là, les mets plus recherchés, les repas plus abondants, que l'on
se croit obligé de leur donner, et qui ne
leur sont que trop souvent nuisibles. De
là, la faculté que certains parents leur
accordent de satisfaire *tous leurs capri-
ces*, d'aller seuls, ou avec des camarades

non moins inexpérimentés qu'eux, dans différents lieux publics. De là, par conséquent, beaucoup de chances d'accidents de plus d'une nature. Aussi, chaque fois que notre collége a eu à déplorer la perte accidentelle de quelqu'un de ses élèves, cette perte est-elle toujours tombée sur ceux qui, ce jour-là, n'étaient pas sous la surveillance du collége.

Au point de vue de la morale, il arrive aussi que les enfants ont souvent à souffrir du séjour qu'ils font dans leurs familles, où leur innocence n'est pas respectée d'ordinaire, comme elle devrait l'être, dans les discours tenus en leur présence, parce que l'on se persuade, souvent à tort, qu'ils ne comprennent pas ce qu'ils entendent. On rit de leurs paroles, on y applaudit, on les encourage, sans songer aux conséquences funestes que ces provocations peuvent avoir. Enfin, si l'enfant ne comprend réellement point ce qu'il entend dire, comme il est naturellement curieux, c'est pour lui une énigme qui fait travailler son esprit, qu'il se fait expliquer par des camarades, et dont il ne trouvera que trop tôt le sens.

L'espèce d'insouciance des familles, à l'égard des enfants, a d'autres dangers encore: les soirées, les spectacles, dont nous avons parlé, et surtout la facilité de parcourir des ouvrages inconvenants qu'ils ne pourraient se procurer au collége, et qui piquent d'autant plus leur inquiète curiosité.

Il est facile de concevoir que tous les inconvénients que je viens de signaler, et qui, il est permis de le supposer, sont plus graves encore chez les correspondants que chez les parents eux-mêmes, constituent des infractions aux règles de l'hygiène, dont la conséquence immédiate est de stimuler les sens, de favoriser le développement des organes qu'il importe de laisser endormis le plus longtemps possible, dans l'intérêt des bonnes mœurs comme dans celui de l'accroissement des forces physiques.

Je conclus donc en recommandant aux parents qui reçoivent leurs enfants, de s'imposer le sacrifice d'une partie de leurs habitudes mondaines, et de ne point oublier qu'à l'égard de la surveillance comme pour tout ce qui regarde la morale, ces enfants doivent trouver au sein de leurs familles au moins tout ce qu'ils trouvent au collége; si cela était impossible, mieux vaudrait cent fois les y laisser.

En ce qui concerne les correspondants, on doit les choisir avec soin, leur faire sentir toute l'importance de leur mission, et si l'on ne peut en rencontrer qui inspirent assez de confiance, il faut, au moins, ne pas leur accorder le droit de recevoir, aux jours de sortie, les enfants qui leur sont recommandés.

Mais, me dira-t-on, croyez-vous que dans un collége, même le mieux organisé sous tous les rapports, l'innocence de la jeunesse, et qui plus est, de l'enfance, ne coure aucun danger? Je l'avoue, je ne le crois pas. Il n'est aucun collége, aucun pensionnat, aucun séminaire même, où l'on puisse se flatter d'être complètement à l'abri d'un mal qu'il est pourtant si essentiel de prévenir. Mais ce dont je suis fermement convaincu, et à cet égard mon opinion est fondée sur des faits très nombreux, c'est que dans les colléges, et dans celui de Lyon surtout, il est très rare de voir les écarts dont je parle avoir des suites graves qui compromettent sérieusement la santé, ou seulement le succès des études. On en trouve la cause dans une discipline sévère, dans une active et incessante surveillance, et dans la distribution des travaux, qui occupent assez les élèves pour qu'ils n'aient pas le temps de se livrer à de mauvaises et dangereuses pensées.

DE LA RELIGION.

Seul fondement inébranlable de la société humaine, unique base sur laquelle
reposent la stabilité des empires et le
bonheur des peuples, la religion ne borne
pas sa toute-puissance à doter l'homme
des vertus en ce monde et de la félicité
dans l'autre; elle exerce encore une
grande influence sur sa santé, par la nature même des devoirs qu'elle impose et
des pratiques auxquelles elle assujétit.

Ce point de vue est sans doute le plus
restreint et le plus aride sous lequel on
puisse considérer la religion, qui ouvre le
cœur aux plus nobles sentiments, qui
élève la pensée et agrandit l'ame. C'est
néanmoins sous ce seul rapport, trop po-
sitif pour être élevé, qu'il m'est permis
de l'envisager dans cet ouvrage, et, sans
sortir du cercle que je me suis tracé, peut-
être trouverai-je encore l'occasion de dé-

montrer combien est digne, non-seulement de notre amour et de nos hommages, mais aussi de notre respectueuse admiration, cette religion sainte qui, tout en nous préparant à la vie future, ne dédaigne pas de veiller, durant la vie terrestre, à la conservation de cette enveloppe matérielle, dont elle nous fait si bien connaître le néant et mépriser la poussière.

Non, l'influence de la religion sur la santé, et par conséquent sur le développement physique, ne saurait être contestée. L'église même en donne hautement la preuve éclatante dans la *collecte* où le prêtre demande à Dieu sa grace pour l'observation du carême, établi en faveur de la santé du corps, comme de celle de l'ame.

Quelles sont les voies qu'elle a choisies pour atteindre à ce but? Les préceptes et les pratiques.

Préceptes. Rien de plus convenable en effet à l'homme, dans tous les âges, que la tempérance. Elle fait régner dans nos fonctions cette modération nécessaire à l'entretien des organes; elle prévient la pléthore, point de départ de beaucoup de maladies aiguës, et cause fréquente de recrudescence dans le cours des affections chroniques.

La religion inspire la vertu; ce fait incontestable démontre qu'elle contribue à la santé, car point de santé sans le vrai contentement de l'ame, et point de vrai contentement de l'ame sans la vertu.

L'amour du prochain est encore un de ces préceptes à l'aide desquels l'église a puissamment concouru à notre bonheur et à notre bien-être physique et moral. La voix de la nature nous dit de nous aimer nous-mêmes, celle de l'éducation domestique nous dit d'aimer notre famille, celle de la loi civile nous dit d'aimer la patrie; mais la religion, qui entend bien mieux nos véritables intérêts , nous apprend à aimer nos semblables ; elle fait un devoir à tous les hommes de s'entr'aider, de se défendre réciproquement contre les causes de souffrance et de destruction qui les entourent depuis le berceau jusqu'à la tombe. Loi admirable, loi réellement divine , puisque c'est à son exécution complète et générale que les hommes devront un jour la disparition absolue de ces guerres qui sont le fléau de l'humanité, et dont la mémoire ne sera transmise aux générations futures que comme un triste souvenir des temps de barbarie et d'égoïsme.

La religion défend l'oisiveté et la paresse, source de tous les vices qui livrent la jeunesse au funeste empire des sens, et au délire des passions. La religion fait plus encore, elle donne la force nécessaire pour résister aux assauts des passions, aux pernicieuses influences auxquelles cette jeunesse se voit malheureusement exposée. La religion enfin triomphe souvent du jeune homme égaré, auprès de qui ont échoué les exhortations d'un père, le sentiment du devoir, et même l'attachement naturel à la vie.

La religion est donc toute puissante pour moraliser la jeunesse; et les heureuses modifications qu'elle opère dans le moral, aboutissant à des modifications non moins heureuses dans l'organisme, il en résulte qu'elle exerce un très salutaire empire sur la santé, comme sur le développement des organes.

Une forte instruction religieuse est, par conséquent, nécessaire dans l'intérêt de la santé, tout aussi bien que dans l'intérêt des bonnes mœurs. Si cette instruction manque, la santé est compromise, et l'on ne tarde pas à s'en apercevoir. Une altération plus ou moins appréciable se manifeste dans les traits de la physionomie, et le médecin expérimenté reconnaît bientôt que l'élève a perdu son innocence.

307

Pratiques. Les pratiques religieuses ont, ainsi que les préceptes, de notables avantages pour la santé.

L'assistance aux prédications, alors surtout qu'elles ont la morale pour objet direct, peut avoir de très heureux résultats. Un ministre du ciel, qui sait captiver le cœur, l'esprit et la raison des jeunes gens dont se compose son auditoire, leur donne le courage et la force dont ils ont besoin pour combattre, pour dompter de fâcheuses idées et de mauvais penchants. Habitué à parler à des enfants dont il connaît d'avance les dispositions intimes, ses allocutions, quoique adressées à tous, sont, en même temps, applicables à chacun en particulier.

Il en est de même de la confession qui est, peut-être, plus efficace encore. Les exhortations pieuses du confesseur, étant spéciales à chaque élève, dont il connaît déjà toutes les petites faiblesses, ont sur celui-ci une influence plus immédiate ;

son cœur et sa raison peuvent être plus facilement et plus directement attaqués. Le confesseur a un autre grand avantage sur le prédicateur ; lorsqu'il a reçu de son pénitent l'aveu d'une faute, il n'est plus arrêté par la crainte de l'initier à la connaissance du mal, tout en voulant le conduire au bien. Il peut alors lui donner avec plus de liberté, conséquemment avec bien plus de chances de succès, tous les conseils puisés dans la conscience d'un aussi saint ministère, lui signaler les occasions qu'il doit fuir, lui indiquer les moyens de surmonter les tentations auxquelles il a la faiblesse de succomber, le fortifier enfin contre le mal, avec une connaissance plus positive du mal même, et bien plus heureusement qu'on ne pourrait le faire dans un sermon ou dans un prône.

Le jeûne, le maigre et diverses autres austérités, sont assurément des devoirs imposés par l'église comme œuvre d'expiation, comme un hommage rendu à la divinité et aux souffrances que le Fils de Dieu a endurées pour le salut des hommes. Mais, indépendamment de ce but, purement spirituel et religieux, il est évident que l'église s'en est proposé un autre, tout à fait matériel, la conservation de la santé; but qu'il est impossible de ne pas reconnaître, si l'on observe les rapports qui existent entre les besoins du corps et l'ordre suivant lequel ont été réglés les jeûnes, les jours maigres, et même certaines austérités d'un autre genre.

Les abstinences, considérées d'une manière générale dans leurs effets, sont des préservatifs contre les mauvais penchants, puisqu'elles agissent sur le physique en atténuant la force des organes, en prévenant le développement exagéré du tempérament, qui, trop vigoureux, prédispose lui-même à ces penchants vicieux.

Le régime sévère que constituent le maigre, les jeûnes, etc., arrive parfois fort à propos, à certaines époques de l'année, pour empêcher bien des désordres de santé auxquels pourraient donner naissance la saison, le climat, une alimentation habituellement trop substantielle ou trop échauffante. Pour tout dire en un mot, les détails de ce régime rentrent évidemment, au point de vue de l'hygiène, dans les avantages généraux de la tempérance, qui est, nous l'avons démontré, la règle essentielle de la santé.

Ce qui contribue à l'entretien de la santé, doit nécessairement contribuer à la prolongation de la vie, celle-ci étant la conséquence naturelle de celle-là. Qui sait même si ce n'est pas à l'austérité du régime qu'observaient, dans les premiers siècles, les Pères de l'église, que l'on doit attribuer, pour une bonne part au moins, l'extrême longévité de la plupart d'entre eux ?

Il n'est pas jusqu'à la fixation des jeûnes, du maigre et des autres abstinences, à des époques déterminées et précises, qui n'ait son côté favorable sous le rapport que j'envisage, puisque cette fixation est un moyen plus réel d'assurer l'accomplissement du devoir. En effet, une obligation imposée à jour et à heure fixe, une obligation à laquelle, dans tous ses détails, on attache une grande importance, sera toujours bien plus exactement observée que celle dont on laisserait le soin à la volonté et au caprice de chacun.

Au nombre des pratiques religieuses profitables à la santé, je rangerai encore la célébration des dimanches et fêtes, jours consacrés à la prière, et durant lesquels l'église interdit *toute œuvre servile, toute occupation mondaine*. Ce sont là des jours de repos, que l'hygiène devrait nous prescrire dans notre intérêt physique, alors même que la religion ne nous en ferait pas un devoir dans notre intérêt spirituel. L'observation des fêtes remonte loin, car elle se trouve formellement prescrite dans la plus ancienne loi connue, la loi sainte, que Dieu donna à Moïse et à la nation juive (1).

Dans tous les cultes on reconnaît la nécessité du repos, par conséquent de la cessation du travail à certains jours déterminés; et c'est dans ce but que tous les cultes ont des fêtes publiques régulièrement fixées.

Maintenant que j'ai fait ressortir quelle heureuse influence la religion exerce sur la santé, soit par la morale qu'elle enseigne, soit par les devoirs et les pratiques qu'elle impose, il est bon d'examiner de quelle manière cette morale est enseignée au collége de Lyon, quelles pratiques et quels devoirs religieux y sont imposés aux élèves.

Le culte dans lequel on les instruit est celui dans lequel leurs pères demandent

____

(1) Il y a des lois plus anciennes : mais celles de Moïse sont les seules dont l'authenticité soit hors de doute.

qu'ils soient élevées ; le plus grand nombre d'entre eux le sont, par conséquent, dans la foi catholique. Ceux qui appartiennent à une religion dissidente, et l'on n'en compte en ce moment que vingt sur deux cent quatre-vingts, sont dirigés, à cet égard, par des ministres dont le choix à reçu l'approbation du grand-maître de l'université. Quant aux catholiques, ils trouvent dans la maison toutes les ressources nécessaires.

C'est de ces derniers seulement que j'ai à m'occuper.

Administration et personnel.—M. l'abbé Pavy, doyen de la faculté de théologie, est, comme membre du conseil académique, appelé à concourir à l'*administration* des établissements consacrés à l'enseignement ; il a donc sa part d'influence dans la solution des questions qui se rattachent d'une manière plus ou moins directe à la religion.

Deux aumôniers du collége, M. l'abbé

Michel, et M. l'abbé Vincent, professeur à la faculté de théologie, sont spécialement chargés de l'instruction religieuse, et de la direction des pratiques qui s'y rapportent. Ils sont, en leur qualité d'aumôniers, revêtus du caractère et de l'autorité nécessaires pour régler cette instruction et ces pratiques ; mais tout ce qui se fait à cet égard est néanmoins soumis à l'examen de Mgr l'archevêque du diocèse, dont l'université réclame les lumières et la haute intervention dans tout ce qui a la religion pour objet.

Enfin, chacun des professeurs donne, dans sa classe, des leçons élémentaires de religion.

Instruction. — Les professeurs de huitième et de septième font apprendre à leurs élèves le catéchisme et l'histoire sainte.

Les professeurs de sixième, cinquième et quatrième, font faire tous les samedis une étude de l'évangile en latin.

Les professeurs des classes supérieures, troisième, seconde et rhétorique, font faire la même étude en grec.

Cinq fois par semaine, MM. les aumôniers donnent aux élèves, divisés par quartiers, des leçons sur le catéchisme, et leur font des conférences sur l'instruction religieuse.

Le prône, quoiqu'il ait lieu en présence, non-seulement des élèves, mais aussi du public, étant toujours adressé aux auditeurs collégiens, doit également figurer au nombre des instructions religieuses qu'ils reçoivent.

Enfin nous citerons l'instruction préparatoire à la première communion, qui a lieu quatre fois par semaine, et qui dure six mois environ.

Pratiques. — Elles consistent en prières le matin et le soir; assistance à la messe le jeudi, le dimanche et les jours de fêtes; et aux vêpres les mêmes jours, excepté le jeudi.

Les élèves se confessent toutes les six semaines. La première communion est donnée par le curé de la paroisse, et la confirmation par Mgr l'archevêque du diocèse, dans l'église même du collége.

Telles sont les sources d'instruction religieuse ouvertes à la jeunesse de notre collége; telles sont les pratiques religieuses auxquelles elle y est assujétie.

Tout le temps nécessaire à ces études spéciales et aux exercices de piété est accordé aux élèves, sans préjudice des autres travaux indispensables à des jeunes gens destinés à vivre dans le monde.

La religion, ainsi apprise et ainsi pratiquée, doit, sans aucun doute, avoir une grande influence; mais cependant l'expérience a, malheureusement, démontré que ce frein seul ne peut pas toujours suffire, et qu'une surveillance active, une surveillance de tous les instants, n'en doit pas moins venir en aide à la religion, contre les distractions naturelles à cet âge, et contre les passions toujours prêtes à secouer le joug le plus salutaire.

SERVICE MÉDICAL.

Les soins médicaux que le collége doit aux enfants sont de deux espèces : les uns, destinés à prévenir les maladies auxquelles ils peuvent être prédisposés par leur âge, leur tempérament ou leur constitution; les autres, ayant pour objet de combattre chez eux les maladies déclarées.

Mais, avant d'entrer dans ces détails, il importe de conduire le lecteur dans les locaux affectés au service médical, et de lui faire connaître le personnel qui y est attaché.

Locaux. — Ils se composent des dortoirs, d'une salle à manger, d'un laboratoire, d'une chambre à alcove et de l'appartement des religieuses infirmières. Toutes ces pièces sont situées au troisième étage, sont très bien éclairées et faciles à aérer.

Elles sont assez éloignées des lieux occupés par les élèves en bonne santé, pour qu'aucun inconvénient ne puisse résulter de ce voisinage, et cependant elles en sont assez rapprochées pour ne causer aucune fatigue et ne point faire perdre de temps à ceux que leur état met dans la nécessité de se rendre à l'infirmerie, même plusieurs fois par jour. — Comme on voit, je ne partage pas l'opinion des auteurs qui veulent que l'infirmerie d'un collége soit placée dans un bâtiment séparé et fort éloigné des autres constructions. Un tel éloignement n'offre aucun avantage pour les élèves gravement malades, et il a beaucoup d'inconvénients pour le plus grand nombre, c'est-à-dire pour ceux qui continuent leurs études tout en venant recevoir quelques soins à l'infirmerie.

Il y a deux dortoirs : le premier a 19 mètres de longueur sur une largeur de 7 mètres 08 centimètres, et une hauteur de 3 mètres 20 centimètres. Il contient dix lits, de sorte que, lorsqu'ils sont tous occupés, chaque malade y jouit de 40,356 mètres d'air. Or, comme cette quantité est plus que suffisante, il n'y aurait aucun inconvénient à ce qu'en cas de nécessité, heureusement très rare, on augmentât de quelques-uns le nombre de ces lits.

En 1843, ce dortoir a été plafonné, parqueté et assez élégamment agencé. Chaque lit est placé dans une alcove qui ne ferme que par de légers rideaux de coton, et sur le derrière de laquelle sont pratiquées, en haut et en bas, une petite fenêtre et une ventouse qui permettent de l'aérer à volonté. Cette fenêtre et cette ventouse, ouvrant dans un corridor, ont l'avantage de donner passage à un air pur et qui ne peut jamais être très froid.

Le second dortoir renferme six lits et pourrait aisément en contenir huit, qui y seraient également bien sous tous les rapports.

Au moyen de ces deux dortoirs, les malades peuvent être séparés, tantôt suivant l'âge, tantôt suivant la nature du mal dont ils sont atteints.

La salle à manger est une assez vaste pièce dans laquelle les élèves malades, mais non alités, viennent prendre leurs repas et leurs médicaments.

Le laboratoire est une salle où se trouvent les ustensiles de ménage, et où se réchauffent et se préparent soit les aliments, soit les remèdes, qui ne sauraient toujours être prêts à prendre en arrivant de la cuisine ou de la pharmacie.

Une pièce à alcove assez grande, et dans laquelle couche le maître d'étude chargé de l'infirmerie, sert aussi d'entrepôt aux drogues que l'on a coutume d'acheter par provision. En général, on fait maintenant peu de provisions de ce genre, et le service médical n'en vaut que mieux. Dans une grande ville, on trouvera toujours, à portée du collége, un bon pharmacien qui fournira, avec toute la célérité désirable, les médicaments nécessaires. Ceux-ci sont de meilleure qualité, plus frais surtout, dans une pharmacie, où ils sont conservés en plus grande masse, et plus souvent renouvelés. Enfin, malgré le prétendu bon marché des objets achetés en gros, je ne vois pas qu'il y ait économie pour le collége à faire des provisions de ce genre, attendu que la consommation est toujours beaucoup plus prompte quant aux choses que l'on a en quantité sous la main, que pour celles qu'il faut acheter au fur et à mesure que le besoin s'en fait sentir.

L'appartement des religieuses est placé à peu près au centre de ces pièces et à côté du laboratoire.

Toutes ces salles sont contiguës et rendues indépendantes au moyen de plusieurs corridors et de plusieurs entrées,

qui facilitent le service. Elles sont chauffées, les dortoirs par des calorifères , les
autres pièces par des fourneaux ou des
grilles , de manière à entretenir une chaleur habituelle de 15 degrés environ.

Indépendamment de sa communica-
tion avec l'intérieur du collége , cette infirmerie en a une seconde par l'escalier
de l'académie qui aboutit directement sur
le quai ; cette seconde entrée a le grand
avantage de permettre aux personnes
étrangères et aux servants d'entrer et de
sortir à toute heure sans traverser le collége, et par conséquent sans y devenir, à
chaque instant , un sujet de distraction.

Personnel. — Le service de l'infirmerie
est confié à trois sœurs, religieuses de
l'ordre de St-Joseph , autorisées à se faire
seconder momentanément, en cas de besoin, par les religieuses de la lingerie,
dont le local est tout voisin du leur. —
Les travaux pénibles sont faits par un do-

mestique. — Lorsqu'un élève est gravement malade, on demande à la maison-professe une sœur de plus pour passer les nuits, ou l'on prend une garde laïque.

Ce nombre de servants est suffisant, attendu que la majeure partie des choses nécessaires viennent toutes préparées de la cuisine ou de la pharmacie, et que l'eau n'a pas besoin d'être montée à bras. Poussée par une pompe dans un réservoir situé à l'étage le plus élevé, elle alimente des fontaines placées à tous les étages.

Le domestique couche dans l'une des alcoves du grand dortoir, et l'appartement des sœurs est tout à côté du petit, où sont ordinairement les plus jeunes ou les plus malades.

La surveillance est exercée par un maître d'étude choisi, lorsque cela se peut, parmi les étudiants de l'école de médecine ; en ce cas, il fait les pansements et donne même les premiers soins aux malades en attendant l'arrivée du médecin.

Il couche dans la chambre qui se trouve à côté du grand dortoir.

Ce maître d'étude est également chargé de faire travailler les malades qui le peuvent sans nuire à leur rétablissement, qu'une oisiveté trop complète compromettrait souvent, plutôt qu'elle ne le favoriserait.

On voit, d'après cela, que, même pendant la nuit, les élèves sont entourés de secours de toute nature, et parfaitement surveillés, le maître d'étude auquel ce service est dévolu ne pouvant presque jamais quitter l'infirmerie.

Un médecin est attaché au collége; il est nommé par le grand-maître de l'université, sur une liste de trois candidats présentés par le proviseur.

Les devoirs du médecin d'un collége sont nombreux et importants; ils devraient être mentionnés et recommandés d'une manière plus complète et plus particulière qu'ils ne le sont dans les règlements universitaires.

Voici quels sont ces devoirs :

1° Le médecin chargé du service de santé des élèves d'un collége doit avant tout prendre une connaissance exacte de la constitution sanitaire de la ville, et spécialement du quartier occupé par cet établissement, dont il doit aussi tracer la topographie. Cette double connaissance lui est indispensable pour déterminer plus sûrement les moyens propres à prévenir les maladies auxquelles prédisposent certaines constitutions médicales et certaines dispositions topographiques.

2° L'un des plus importants devoirs de ce médecin est de veiller à l'observation rigoureuse des lois de l'hygiène dans toute l'étendue de l'établissement; il doit, sans s'inquiéter des moyens d'exécution, faire connaître à M. le proviseur, officiellement et par écrit, tout ce qu'il croit utile ; c'est à l'administration ensuite à juger ce qu'elle peut faire ; mais, une fois avertie, elle exécutera ou ajournera suivant les moyens d'exécution dont elle dispose, et suivant le degré d'urgence des améliorations demandées.

3° Aux termes des règlements universitaires, le choix des comestibles est fait par l'administration du collége, et doit varier nécessairement suivant les provenances de la localité. Cette mesure est on ne peut plus sage, mais le choix des aliments devant, nécessairement aussi, varier suivant la constitution médicale particulière à chaque localité, il semble que le médecin de l'établissement pourrait être consulté avec avantage lorsqu'il s'agit de régler d'une manière générale le service du réfectoire.

4° Il devrait visiter chaque élève avant son entrée ; il en résulterait plusieurs avantages, savoir : on vaccinerait de nouveau l'enfant chez lequel les effets de la première vaccination sembleraient douteux ; on ne recevrait point certains sujets que l'état de leur santé devrait empêcher d'admettre, dans leur propre intérêt, comme dans celui de la maison ; les parents n'auraient plus l'occasion, après que leurs enfants ont fait un séjour de cinq à six mois dans le collége, d'accuser ce séjour même d'avoir été pour eux la cause de maladies qu'ils ont eux-mêmes apportées. Enfin, dans cette visite, le médecin prendrait note des élèves qui, bien que dans un état de santé assez satisfaisant pour qu'on leur permette de suivre les études, ont cependant besoin d'être habituellement soumis à quelques soins hygiéniques particuliers.

5° Tous les trois mois il devrait faire une visite générale des élèves, afin de pourvoir aux besoins médicaux de ceux qui en auraient nouvellement contracté, et de modifier aussi, suivant leurs besoins, le régime de ceux qui sont déjà soumis à l'emploi de quelques moyens hygiéniques.

6° Tous les jours et à heure fixe, il doit visiter les malades entrés à l'infirmerie ; cette visite doit avoir lieu une fois par jour dans tous les cas, et plusieurs fois lorsque la gravité des maladies l'exige.

7° Les remèdes ordonnés doivent être écrits sur un cahier spécial ; ce cahier, envoyé chaque jour chez le pharmacien , sera tenu avec soin et conservé , car il est le seul moyen qu'a l'administration de contrôler le compte des médicaments.

8° Le régime de chaque malade doit être inscrit sur une feuille qu'on enverra à la cuisine après la visite ; le médecin inscrira également sur cette liste les noms et prénoms des élèves qui , sans être à demeure à l'infirmerie , ont cependant besoin de certains soins, comme de faire gras ou maigre, suivant les besoins de leur constitution.

9° Le médecin doit aussi écrire les ordonnances dont l'exécution regarde les servants, enfin il doit tenir à jour le registre sur lequel doivent être inscrits le nom de l'élève ainsi que la nature et la durée de sa maladie.

10° La sortie de l'infirmerie ne doit être prononcée que par le médecin, et seulement alors que la guérison est assez complète pour que les élèves soient en état de reprendre le cours de leurs études.

11° Le médecin d'un collége ne doit pas choisir les remèdes qu'il prescrit parmi ceux qui sont inutilement dispendieux, mais il ne doit pas oublier non plus qu'il traite des enfants habitués à certaines douceurs d'existence, et dont il faut ménager les répugnances, caresser même le goût délicat, surtout lorsqu'ils sont malades.

12° Il ne doit se permettre aucune expérience, aucun essai dans l'intérêt des progrès de la science, ne prescrire aucun médicament nouveau qui ne serait pas généralement employé. A plus forte raison, ne doit-il se livrer à l'application d'aucun système thérapeutique qui n'aurait pas reçu la sanction des notabilités médicales et des corps savants.

13° Enfin, les rapports du médecin d'un collége, à l'égard du proviseur, étant les mêmes que ceux de tout praticien envers le chef d'une famille à la santé de laquelle il est chargé de veiller, il doit prévenir ce proviseur, comme il préviendrait un père, des dangers que peuvent courir les malades, de l'opportunité d'une consultation, et même de l'obligation, pour ces malades, d'accomplir les devoirs religieux que commande la gravité de leur situation.

Tous les devoirs que je viens de mentionner, comme de nature à être imposés aux médecins des colléges, sont bien certainement remplis par la plupart des praticiens attachés à ces établissements. Toutefois, je ne persiste pas moins à croire

qu'il serait fort avantageux que ces devoirs fussent stipulés textuellement dans
les règlements universitaires. Ce serait
d'abord un moyen assuré d'instruire les
médecins nouvellement appelés à cet honorable et important emploi, de la marche qu'ils ont à suivre ainsi que des obli-
gations qu'ils viennent de contracter. Ensuite, dût-il ne se rencontrer qu'un seul
de ces médecins qui se trouvât disposé à
la négligence, il lui suffirait sans doute
de se rappeler les dispositions du règlement, pour redoubler spontanément de
zèle, d'exactitude et de précautions dans
l'accomplissement de son ministère, sans
avoir besoin d'y être ramené par les in-
jonctions du chef de l'établissement.

Comme il est tel des devoirs en question dont l'importance ne saurait être
appréciée que par un médecin, comme il
en est tel autre que ses idées médicales
pourraient lui faire regarder, sans de suffisantes raisons, comme contestable, il se-

rait bon, dans l'un ou l'autre cas, que le proviseur pût être éclairé par le règlement, et pût, au besoin, s'en appuyer pour faire rentrer dans la bonne voie le médecin qui s'en serait écarté. Un chef d'administration est toujours fort quand il parle au nom de la loi, ou même des dispositions règlementaires émanées de l'autorité supérieure.

Enfin, il est telle circonstance dans laquelle le médecin lui-même pourrait avoir besoin de s'appuyer sur ce règlement pour pouvoir remplir tous les devoirs qui lui seraient imposés et par le règlement lui-même et par sa conscience.

Un chirurgien-dentiste, attaché à la maison, est chargé de faire les opérations qui dépendent de son art. Deux fois par année, il visite les dents de tous les élèves, et tous les jours, au besoin, il donne ses soins à ceux auxquels ils sont nécessaires.

Soins prophylactiques ou préservatifs. —

Les moyens que l'art le mieux entendu peut mettre en usage pour prévenir les maladies sont surtout hygiéniques. Ils consistent dans l'emploi bien ordonné, bien réglé, de l'air, des vêtements, de l'exercice, des aliments, et même des facultés intellectuelles, toutes choses dont j'ai suffisamment prouvé les sages dispositions ou les bonnes qualités dans ce collége. J'ai démontré, en effet, que les conditions météorologiques au milieu desquelles il se trouve placé sont favorables à la salubrité, et qu'à l'intérieur, les choses y sont organisées ou distribuées de manière à atteindre le même but.

Les moyens de faire de l'exercice ne manquent point aux élèves; c'est en plein air qu'ils le prennent le plus souvent, et des arbres les mettent à l'abri d'une trop forte insolation.—Plusieurs écrivains ont, à cet effet, recommandé que les cours des colléges fussent toujours complantées d'arbres. Néanmoins je crois, ainsi que je l'ai déjà dit, qu'il faut de la mesure dans l'exécution de cette recommandation. Je veux bien que les enfants trouvent de l'ombre dans les cours, mais je veux aussi que les rayons du soleil puissent pénétrer jusqu'à eux. L'insolation leur est souvent nécessaire, et par son action directe sur le corps, et pour combattre l'humidité qui règne quelquefois dans les cours trop peu vastes des grandes villes. Qu'un espace suffisant soit donc ménagé entre les dernières feuilles des arbres et les murs dont ils sont enceints, et si des locaux habités s'ouvrent sur ces cours, ils gagneront également en salubrité à recevoir plus longtemps les rayons solaires.

Ces mêmes écrivains ont attaché trop d'importance au choix des heures consacrées aux exercices considérés par rapport à la contrariété qui pourrait en résulter pour l'acte digestif. Je ne partage pas ces appréhensions; je crois qu'au jeune âge les organes de la digestion ont

assez d'énergie vitale pour être difficilement troublés dans leurs fonctions par
les jeux un peu actifs, turbulents même,
auxquels les enfants aiment à se livrer.

En ce qui concerne les aliments, j'ai
indiqué les heures des repas, j'ai fait connaître la composition de chacun d'eux ;
je n'ai donc que peu d'observations à présenter sur ce sujet.

Je ne suis pas entré, comme on l'a fait
dans quelques ouvrages relatifs à l'hygiène de la jeunesse, dans de longs détails sur la nature de chaque espèce d'aliments, parce que, suivant moi, ces détails appartiennent à un traité complet
d'hygiène. Je crois pourtant devoir faire
quelques réflexions sur l'un de ces
aliments, attendu que, constituant la
nourriture presque exclusive de l'homme
pendant les premiers temps de son existence, il est encore pour lui d'un usage
habituel pendant toute sa vie, mais prin-

cipalement durant l'enfance et la jeunesse: c'est le lait.

Je n'ai point parlé du lait à l'occasion
du régime du collége, parce que, en effet,
il n'occupe aucune place dans le menu
ordinaire. Je dois toutefois dire ici qu'aucun des élèves auxquels il peut être utile
n'en est privé, mais que la distribution
n'en est faite qu'à l'infirmerie, et seulement sur l'ordonnance du médecin. Or,
une vingtaine d'élèves au moins font habituellement usage de cet aliment ; ce
sont ceux dont le tempérament sanguin
ou nerveux, trop developpé, fait redouter les maladies auxquelles ces constitutions prédisposent, ceux qui sont sujets
aux affections catarrhales, ceux chez lesquels on redoute le développement de la
phthisie pulmonaire, etc.

Le lait que l'on consomme au collége
est apporté chaque jour du Vernay; c'est
donc celui des vaches mêmes de la maison, garantie de bonne qualité qu'il est

difficile et rare de rencontrer sur les mar-
chés d'une grande ville, où l'on ne peut
guère connaître la moralité des laitières,
la santé des vaches, et la nature des four-
rages dont on les nourrit.

Au reste, il ne faut pas croire que le
lait soit pour tout le monde d'une facile
digestion ; il est quelques individus qu'il
fatigue, qui ne peuvent en supporter d'aucune espèce, et qui doivent s'en abstenir.

Quant aux fonctions du cerveau, l'on
sait combien les enfants sont sujets aux
maladies qui affectent cet organe, et combien ces maladies sont graves. C'est un
fait que l'on ne doit jamais perdre de vue
dans l'éducation des enfants : un travail
de tête forcé et continué trop longtemps
peut donner lieu à une affection cérébrale ;
mais il ne faut pas croire pourtant que
l'absence de tout travail de l'intelligence
mette sûrement à l'abri de cette affection.
Bien loin de là : le repos absolu d'un or-

gane, surtout chez un sujet bien nourri, amène la pléthore, et quelquefois la pléthore, si elle ne devient pas le premier degré de l'encéphalite, y prédispose du moins. C'est donc dans un juste et heureux partage du temps entre les travaux de l'esprit, les exercices du corps et le sommeil, que l'on trouvera les meilleures, les plus sûres garanties contre l'apparition de cette maladie cruelle ; et c'est là le résultat naturel de l'emploi du temps d'après la règle établie dans les colléges.

Je n'ai pas remarqué que dans celui de Lyon les maladies cérébrales dussent être attribuées à un excès de travail. Vers la fin de l'année scholaire, à l'époque des examens pour le baccalauréat et pour l'admission aux écoles spéciales, il arrive bien à l'infirmerie quelques jeunes gens qui paraissent souffrir d'une étude trop assidue, mais trois ou quatre jours de repos suffisent d'ordinaire pour faire disparaître ces premiers symptômes.

Aucun enfant ne peut être admis au collége sans être muni d'un certificat de médecin, constatant qu'il a été vacciné ou qu'il a eu la variole. Cette mesure de précaution, mise en vigueur dans tous les établissements publics, et dont on est dans l'usage de se contenter, est très sage sans doute, mais ne me paraît pas une suffisante garantie.

Il arrive en effet assez souvent que les parents sont fort embarrassés de se procurer ce certificat de vaccination, soit que le médecin qui a fait l'opération en ait perdu le souvenir, soit qu'il en ait oublié les résultats (bien qu'en un cas semblable, l'examen de la cicatrice puisse venir en aide à sa mémoire), soit enfin que le docteur de la famille soit absent ou n'existe plus. Alors on a recours à la complaisance du premier médecin venu qui, trop souvent, ne se fait guère scrupule de délivrer le certificat indispensable, parfois même sans avoir préalablement visité le bras vacciné, et cela parce que, sans doute, on n'attache pas à ce titre toute l'importance qu'il doit avoir.

Une telle légèreté suffit pour expliquer les cas de variole qui, malgré les précautions prises contre ce danger, se déclarent de temps à autre dans les colléges, ainsi que dans tous les établissements consacrés à la jeunesse.

Je pense donc que, pour prévenir toutes chances fâcheuses, il serait utile de faire visiter par le médecin de la maison les enfants au moment de leur entrée, afin que si la vaccination énoncée dans le certificat lui semblait douteuse, il y fût procédé de nouveau. Cette opération peut être inutile, mais elle ne saurait être nuisible.

Je ne terminerai pas les observations que j'avais à faire sur les soins prophylactiques dont les élèves doivent être l'objet, sans mentionner quelques attentions qu'il importe de recommander aux professeurs et aux maîtres d'étude.

Quand ils lisent, écrivent, ou dessinent, les enfants prennent volontiers l'habitude de regarder de trop près, et, pour peu qu'ils soient disposés à la myopie, cette mauvaise habitude peut la déterminer. Il n'est donc pas sans importance que les élèves soient à cet égard particulièrement observés; il faut aussi, pour prévenir cette maladie, que les locaux soient suffisamment éclairés et que les enfants soient prévenus du danger qu'ils courent en contractant une telle habitude; mieux vaudrait assurément prendre de bonne heure des lunettes de myope, que de se fatiguer ainsi la vue.

La vue étant toujours bornée dans l'intérieur d'un collége, ce qui peut être fort nuisible aux yeux, les promenades que les élèves font à la campagne leur sont fort utiles sous ce rapport, et il est même convenable de les habituer à regarder fixement et à distinguer les objets éloignés, au moyen de certains exercices, tels que le tir à la cible, ou le dessin d'un paysage vu d'une certaine distance.

Une lumière trop forte et trop vive peut également nuire à la vision ; les différentes lésions qui peuvent en résulter se préviennent par l'usage des conserves chez les jeunes gens qui ont les yeux naturellement irritables ; et, si le gaz était le mode d'éclairage employé, il serait bon, dans l'intérêt de tous, d'entourer les flammes de globes de verre dépoli.

C'est un préjugé de croire qu'il faille retarder, autant que possible, l'usage des lunettes. Le meilleur moyen de conserver la vue est d'empêcher que la vision ne s'accompagne d'un sentiment pénible dans les organes qui en sont le siége. Or, ce meilleur moyen consiste à prendre des lunettes dès que l'on s'aperçoit qu'avec leur secours la vision est exempte de fatigue. Ce précepte, utile à tous les âges, ne doit pas être dédaigné de la jeunesse, précisément parce qu'elle a devant elle un plus long avenir.

Un repos trop prolongé sur le siége favorise l'afflux du sang vers les vaisseaux hémorroïdaux et vers les organes sexuels. Dans le premier cas, il prédispose par anticipation aux hémorroïdes, et dans le second, il entretient une excitation dangereuse dans un appareil d'organes dont le développement prématuré a des inconvénients de la dernière gravité.

Pour obvier aux maux qu'occasionne cet échauffement du siége, il importe de ne pas rester trop longtemps assis. Il conviendrait donc que les professeurs fissent travailler debout ceux de leurs élèves auxquels cette position est permise par le genre de leurs études, telles, par exemple, que l'écriture, le dessin et la musique. Il serait facile même de donner de l'extension à cette mesure en alternant les travaux de manière que les deux positions, en se succédant, empêchassent également et la fatigue et les inconvénients du repos.

Malgré l'attention que l'on apporte à classer les élèves par catégories composées d'individus à peu près du même âge, il est encore quelques dangers qui doivent tenir la surveillance en haleine : ainsi les maîtres ne doivent pas souffrir que des liaisons trop intimes s'établissent entre deux collégiens ; une intimité de cette nature, si elle dépasse certaines limites, peut devenir infiniment dangereuse.

Une dernière observation sur les soins prophylactiques : Il se rencontre nécessairement dans un collége quelques élèves, et dans celui de Lyon le nombre s'en élève à trente environ, terme moyen, qui, sans être précisément malades, doivent, pour ne pas le devenir, être entourés de soins particuliers. Ce sont les enfants d'un tempérament lymphatique , sanguin , ou autre , trop prononcé, ceux d'une constitution naturellement délicate , ou que d'anciennes maladies ont affaiblis, etc. Mais, dira-t-on, ces enfants ne doivent pas être mis au collége. Je ne pense point ainsi ; je ne vois, dans l'intérêt de leur santé , aucune raison pour les priver de l'instruction publique. J'ai , au contraire, remarqué souvent , ainsi que je l'ai déjà fait observer, que la santé des élèves habituellement maladifs avant leur entrée au collége , s'améliorait singulièrement sous la seule influence de la vie régulière observée dans ces établissements.

Les soins nécessaires peuvent être donnés à ceux qui se trouvent dans ce cas exceptionnel, sans que leurs études en souffrent, et même sans beaucoup d'embarras , dans une maison dont le service médical est bien organisé. Ainsi , suivant les cas, ces élèves se rendent plus ou moins souvent à la visite du médecin, qui leur prescrit un régime approprié à leur situation et quelques remèdes faciles à prendre, qui leur permet de passer les nuits et les heures de récréation à l'infirmerie où ils jouissent de plus de repos, qui, enfin, fait quelquefois inviter les professeurs à leur imposer des devoirs moins nombreux et plus faciles, etc.

Soins curatifs. — Tous les jours le médecin se rend à l'infirmerie à sept heures du matin; à la même heure, deux maîtres d'étude parcourent tous les quartiers et conduisent devant lui les élèves qu'ils trouvent malades ou seulement indisposés.

A toute heure, du reste, les malades sont admis à l'infirmerie, pourvu qu'ils soient munis d'une autorisation émanée du proviseur ou du censeur.

A l'heure de la visite du médecin, le

proviseur se trouve toujours en personne à l'infirmerie, où viennent souvent aussi le censeur et l'aumônier. Le
proviseur y fait en outre une seconde visite dans le courant de la journée.

Un parent ou son correspondant, peut,
s'il le désire, être admis à donner des
soins à un élève gravement malade, et à
passer, à cet effet, le jour et la nuit à l'infirmerie.

Les enfants qui y ont séjourné ne peuvent en sortir sans l'autorisation du médecin.

Celui-ci, assisté d'une sœur infirmière,
qui lui rend compte de l'état des malades, les visite tous en présence des officiers supérieurs dont il vient d'être parlé,
et fait une ordonnance particulière pour
chacun d'eux ; cette ordonnance, qui comprend les médicaments et le régime, reste
écrite et se conserve.

La plupart des élèves amenés le matin
en présence du docteur, retournent à leur

quartier respectif, leur indisposition ou leur maladie même pouvant être traitée sans qu'il soit nécessaire d'interrompre leurs études. En général, il est rare, même chez les plus petits, qu'ils se montrent désireux de rester à l'infirmerie lorsqu'ils ne sont pas forcés de garder le lit : l'émulation est un stimulant qui l'emporte souvent sur la paresse.

Quand la gravité des cas l'exige, le médecin fait, dans la même journée, plusieurs visites à l'infirmerie.

Si la maladie de quelque élève est jugée par lui sérieuse et inquiétante, il en prévient le proviseur, qui avertit aussitôt la famille ou son correspondant. Si les parents de l'enfant le désirent, ils peuvent adjoindre, comme consultant, leur médecin à celui du collége; et s'ils sont trop éloignés pour pouvoir faire, à cet égard, connaître leurs intentions en temps utile, le médecin de la maison est autorisé à appeler en consultation une des

351

notabilités médicales ou chirurgicales de la ville.

Aucune ordonnance ne doit être exécutée à l'infirmerie si elle n'est signée par le médecin de l'établissement.

Il y aurait plusieurs inconvénients à ce qu'il n'en fût pas ainsi : des ordonnances faites par plusieurs médecins et pour différents malades, seraient une source de désordres et de dépenses superflues; les servants auraient sans nécessité plus de travail, obligés qu'ils seraient de rendre compte à ces divers médecins, et d'exécuter les ordonnances de chacun d'eux. La plupart de ceux-ci, n'ayant pas l'habitude de pratiquer dans les établissements publics, feraient, sans avantage pour les malades, des prescriptions compliquées et inutilement dispendieuses.

Les malades n'ont qu'à gagner à ce que le docteur de leur famille ne leur donne des soins qu'à titre de consultant, attendu qu'un plan de traitement, convenu entre deux médecins, sera toujours mieux étudié, sera ensuite mieux surveillé dans son application par le médecin de la maison, qui sera le médecin traitant, que ne pourrait l'être un traitement prescrit par le seul médecin de la famille, lequel ne fait le plus souvent qu'une visite, et laisserait au premier le soin de faire exécuter ses prescriptions. En un mot, le médecin du collége dirigera mieux le traitement arrêté, d'un commun accord, entre lui et le médecin de la famille, que le traitement prescrit par celui-ci seul, et qui, parfois, pourrait ne pas être, sur tous ses points, conforme à ses convictions.

Qu'il me soit enfin permis de le dire, ce serait manquer d'égards envers le médecin de l'établissement, si on ne lui laissait à jouer d'autre rôle que celui d'enregistrer l'histoire de la maladie et les moyens de traitement prescrits par un confrère, puisque, aux termes des règlements universitaires, il est, dans tous les

cas, tenu à cet enregistrement. Cette dernière considération, qui, au premier
abord, paraît être dans le seul intérêt de
la dignité du médecin du collége, est aussi
dans l'intérêt du collége même, qui a besoin, pour son service médical, d'un
homme dont la renommée inspire de la
confiance aux familles, et qui trouvera
difficilement cet homme s'il ne lui fait,
dans l'établissement, une position aussi
honorable que celle qu'il a dans le
monde.

Le médecin du collége tient un registre
portant les noms et prénoms de chaque
malade, la désignation de la maladie, les
remèdes prescrits et la durée du séjour à
l'infirmerie. Les parents peuvent trouver
dans ce répertoire des indications précises sur la santé de leurs enfants, et lorsqu'un élève malade se présente, le médecin y trouve lui-même des renseignements utiles sur les affections antérieures
qu'il peut avoir éprouvées; si plus tard,

on lui demande un certificat, constatant l'état de santé d'un élève, il peut satisfaire pleinement, à cet égard, aux besoins ou aux désirs des familles, à l'aide de ce document dans lequel il puise aussi tous les matériaux dont l'ensemble lui est nécessaire pour dresser le compte-rendu de son service.

Ces comptes-rendus, que plusieurs médecins de grands établissements publics ont l'habitude de faire, en diverses circonstances, tantôt pour répondre à la demande des administrateurs de ces établissements, tantôt de leur propre impulsion, et dans le seul intérêt de la science ; ces comptes-rendus ont, dis-je, de nombreux et incontestables avantages, et devraient être imposés à tous les praticiens qui se trouvent dans cette position.

Voici quels sont les plus notables de ces avantages :

Le médecin, sachant qu'il doit mettre sa conduite et le résultat de ses travaux sous les yeux du public, trouvera dans cette obligation même une stimulante activité qui l'empêchera, qui, bien plus, le mettra dans l'impossibilité de s'abandonner à la moindre négligence dans l'accomplissement de ses devoirs. Rien n'excite mieux à bien faire que le désir d'apprendre à tous qu'on a bien fait. Voilà pour l'intérêt des malades.

Un tel service, fait avec exactitude, avec soin, avec application, et dans lequel l'intelligence joue un grand rôle, est plus noble, par conséquent moins pénible qu'un service machinal, qui ne laisse jamais après lui aucune satisfatcion ni à l'esprit, ni au cœur. Voilà pour l'intérêt du médecin.

Enfin, quoique, depuis des siècles, on s'applique à recueillir des observations médicales, il n'est pas moins vrai que le praticien attentif et observateur se voit souvent à même de signaler de nouveaux faits propres à étendre, à enrichir le do-

maine de l'art de guérir, et à le faire marcher dans la voie du progrès. Voilà pour
l'intérêt de la science.

ÉTUDES CLINIQUES

OU COMPTE-RENDU

DU SERVICE MÉDICO - CHIRURGICAL

DU COLLÉGE ROYAL DE LYON,

Depuis le 1er janvier 1838, jusqu'au même mois de 1846.

On ne doit comprendre dans la catégorie des maladies de l'enfance et de la jeunesse, que celles qui affligent exclusivement ces deux âges, et celles aussi qui, bien que communes à tous les âges indistinctement, présentent dans l'enfance et dans la jeunesse certaines modifications de caractère, qui doivent en amener dans leur traitement.

Le cadre renfermant les diverses maladies que j'ai à examiner dans cette dernière partie de mon travail sera encore plus restreint, puisque je ne m'occuperai que de celles dont les enfants et les jeunes gens peuvent être atteints pendant le temps qu'ils passent au collége, c'est-à-dire pendant une fraction seulement de ces deux périodes de la vie. Il y a plus ; afin d'être bref, j'élaguerai autant que possible de mes observations ce qui ne sera pas réellement spécial à l'enfance ou à la jeunesse, renvoyant aux traités généraux de pathologie pour une foule de détails qui s'appliquent indistinctement à tous les âges.

Mon travail, ainsi resserré dans ses plus étroites limites, suivant un mode dont les auteurs se sont trop souvent écartés, aura, ce me semble, quelques avantages. D'abord, un ouvrage spécial n'est recherché que pour les choses spéciales, tout le reste tombant dans le domaine de la science générale ; il importe donc d'épargner au lecteur un temps précieux, en ne l'obligeant point à parcourir un volume entier pour y trouver quelques

pages qui lui sont nécessaires. Puis, n'im-
porte-t-il pas également de ne point l'é-
garer dans des détails qui lui donnent
nécessairement des distractions fort pré-
judiciables au but de ses recherches ou
de ses méditations ?

Mon intention n'est donc point de faire
ici un *compte-rendu* exact, détaillé et complet de toutes les maladies traitées dans
cette infirmerie dans la période de ces
huit dernières années. On conçoit qu'un
volume entier suffirait à peine à un semblable travail, qui serait du reste très
fastidieux ; et cet ouvrage, sorte de ma-
nuel médical de la jeunesse, ne comporte
point de tels développements. Quels fruits,
d'ailleurs, le lecteur et la science elle-
même retireraient-ils de ce compte-rendu
minutieux et aride ? Le lecteur, déjà tant
de fois désappointé à cet égard, se déci-
derait difficilement à y jeter les yeux ; la
science, encombrée sous le poids de tant
de livres inutiles, demanderait bien plutôt

que, loin d'être augmentées, ces déplo-
rables richesses fussent considérablement
réduites.

Il me suffira donc de choisir, parmi les
nombreuses observations que j'ai été à
même de faire, les plus intéressantes de
celles qui ont un rapport direct avec les
soins médicaux dus à la jeunesse dans les
établissements consacrés à son instruction.

Le collége de Lyon compte de trois
cents à trois cent cinquante élèves internes. Sur ce nombre j'ai, en moyenne habituelle, cinq à six malades à demeure à
l'infirmerie, et une douzaine d'autres,
qui viennent seulement à la visite pour y
recevoir quelques conseils.

Si, dans un autre collége dont le personnel serait tout aussi considérable, il se
trouvait un nombre de malades habituellement plus ou moins grand, on ne devrait en rien conclure de favorable ou de
défavorable à l'organisation de cet établis-

sement, sous le point de vue des soins que les enfants y reçoivent ; en effet, pour raisonner dans cette hypothèse , il faudrait tenir compte de la facilité plus ou moins grande avec laquelle on les admet à l'infirmerie ; il faudrait encore , indépendamment de la donnée statistique, tenir compte de la constitution médicale de chaque pays , et la comparer à celle des autres , car les différentes villes ne donnent pas toujours un nombre de malades exactement relatif à leur population.

Les élèves à demeure à l'infirmerie sont, en général , atteints de maladies aiguës exigeant un traitement et un repos qui ne leur permettraient pas de la quitter. Parmi ceux qui se bornent à venir à la visite , les uns ne sont qu'indisposés, les autres sont atteints de maladies chroniques plus ou moins latentes ; ils peuvent continuer leurs études tout en suivant les prescriptions du médecin.

L'ordre que je vais suivre sera relatif à la fréquence des maladies dont les élèves sont habituellement affectés; et, à ce titre, je parlerai d'abord de celles dont les dents sont le siége.

Ces maladies, peut-être trop peu étudiées jusqu'à ce jour, surtout dans leurs rapports avec l'état général de l'organisme, sont l'objet de la sollicitude des chefs de l'établissement. Les soins que réclame cette catégorie spéciale, sont donnés par un homme spécial aussi, M. Jouffroy, qui jouit à Lyon d'une réputation bien acquise. Dans une revue complète de tous les élèves, ce n'est pas exagérer que d'en signaler presque la moitié comme présentant, dans le système dentaire, un commencement d'altération. Ce fait n'a toutefois aucun rapport avec l'état hygiénique du collége; il appartient à la constitution médicale de toute la population lyonnaise; et les soins que l'on donne aux enfants dans la maison sont de nature à ralentir au moins la marche d'une destruction partielle que, dans l'état actuel de la science, on ne peut guère arrêter lorsqu'elle est une fois commencée.

La médecine la plus rationnelle pour prévenir les maladies des dents, consiste dans l'entretien de leur propreté d'abord, ensuite dans l'emploi de tous les moyens qui peuvent mettre la tête à l'abri des fluxions; savoir : l'usage habituel de bonnes chaussures qui entretiennent la chaleur des pieds, un régime qui favorise la liberté du ventre, et l'habitude de porter des cravates qui, sans exciter une chaleur trop forte autour du cou, le mettent pourtant à l'abri des impressions trop vives d'un froid humide.

Les maladies de l'appareil respiratoire, et particulièrement le *catarrhe pulmonaire*, sont aussi des affections pour lesquelles j'ai été très souvent consulté. Cette dernière affection, en comprenant toutefois les cas les plus simples, tels que les rhumes, et les cas graves, où la bronchite n'est qu'un des éléments morbides de maladies plus ou moins complexes, telles que la fièvre catarrhale, la grippe, etc. ; s'est élevée à un chiffre équivalent au moins à celui qui résulterait de l'ensemble de toutes les autres maladies dont les élèves ont été atteints durant cette période.

Un assez grand nombre de ces catarrhes présentait le caractère de grippe légère ; c'est, au reste, ce que l'on observe assez généralement en ville depuis que cette épidémie a régné en France.

Les élèves qui m'ont paru les plus susceptibles d'affections de ce genre, sont surtout les enfants maigres, d'une constitution délicate, et dont la sensibilité organique est vive ; quelquefois, mais plus rarement les enfants d'un tempérament lymphatique, dont la figure pleine et presque bouffie semble porter en elle tous les signes extérieurs de la santé. Les mouvements habituels qui provoquent le plus la sueur, les prédisposent également aux affections catarrhales.

Les impressions de l'humidité froide, surtout lorsqu'elles viennent subitement surprendre le corps échauffé par quelque motif que ce soit, sont, à tous les âges, des causes de rhumes et d'autres maladies plus sérieuses, et je suis bien loin d'en vouloir nier l'influence. Je crois cependant que l'on est souvent dans l'erreur à cet égard : si l'opinion généralement accréditée était exacte, personne n'échapperait à l'influence de ces transitions subites dans une ville comme celle de Lyon, où la température est si variable, et où, pendant l'hiver, il y a souvent une différence de 20 à 30 degrés entre la chaleur de nos foyers et le froid de l'air extérieur. Mais, heureusement, il s'en faut de beaucoup qu'il en soit ainsi ; nous voyons même fréquemment des personnes at-

teintes d'affections catarrhales contractées par des intempéries à peine appré-
ciables, et qui, bien des fois, étant res-
tées sans précautions à l'action subite
d'une température des plus froides et des
plus humides, n'en avaient en aucune façon ressenti les effets.

Je pense donc qu'il s'opère dans notre
organisme des mouvements intestins, des
mouvements physiologiques, qui le mettent dans des conditions propres à contracter spontanément et, en apparence,
par des impressions extérieures, telles ou
telles maladies. Je crois aussi que certaines
fonctions physiologiques sont destinées à
venir au secours de la santé et à la maintenir, au milieu des causes qui semblent lui
être le plus contraires. Ainsi, ne voyons-
nous pas tous les jours des sécrétions cutanées, supprimées par l'impression du
froid, remplacées immédiatement par
une sécrétion urinaire plus abondante,
sans que le poumon en reçoive la moindre

atteinte? Je ne soutiens pas, toutefois, que les phénomènes physiologiques soient complètement et sans cesse indépendants des influences météorologiques ; mais je prétends que ce n'est pas toujours d'après un mécanisme aussi matériel que celui de la suppression de la transpiration par l'effet du froid, que ces phénomènes doivent s'expliquer.

Au reste, il faut aussi reconnaître qu'il y a, dans la transpiration, autre chose qu'une simple évaporation d'humidité, et, dans sa suppression, autre chose que la déviation ou la disparition pure et simple d'un liquide sécrété. L'exercice de cette fonction s'accompagne en effet d'un phénomène physiologique d'une plus haute importance peut-être, je veux dire l'abandon que fait l'organisme d'une partie de son carbone, qui se combine avec l'oxigène de l'atmosphère. On voit donc que, même dans les cas les plus simples de maladies résultant de la suppression de la sueur, il peut se présenter des phénomènes physiologiques assez complexes et assez difficiles à expliquer.

Un autre fait très important, sur lequel je me suis particulièrement édifié, c'est que la fréquence des catarrhes pulmonaires ne saurait être rangée au nombre des causes qui engendrent la *phthisie*. Depuis huit ans que je suis médecin de cette maison, je n'ai reconnu que deux cas de phthisie pulmonaire bien évidente ; pour l'un d'eux, les renseignements que j'ai recueillis m'ont porté à croire que, chez l'élève qui en était atteint, la formation des tubercules était antérieure à son entrée au collège.

Parmi les jeunes gens qui, depuis plusieurs années viennent à ma visite pour des rhumes plus ou moins anciens, un autre m'a présenté des signes de phthisie pulmonaire confirmée, et une quinzaine seulement, qui avaient quelques légères apparences de tubercules latents, ont con-

tinué leurs études pendant plusieurs années, atteints souvent de toux plus ou
moins difficiles à calmer, mais sans que
ces tubercules aient passé à l'état de sup-
puration.

On voit, d'après ce que je viens de
dire, que je n'ai pas eu souvent au collége
l'occasion de traiter des phthisiques;
mais, alors même que cette occasion se
serait fréquemment présentée, j'aurais
peu de détails spéciaux à donner sur
cette maladie, puisque le traitement en
est à peu près le même à tous les âges.
Toutefois, il ne sera pas hors de propos
de nous occuper ici quelques instants
des causes auxquelles on peut attribuer
la rareté des cas de phthisie qui se sont
offerts à mon observation.

Ces causes ont leur source dans les
soins hygiéniques dont les élèves sont
constamment l'objet; dans le régime,
surtout celui de l'infirmerie, qui est mo-
difié chaque jour suivant la nature et

l'exigence de la maladie de chacun d'eux, ou suivant les prédispositions qui se manifestent en eux à telle ou telle affection ; dans les exercices, qui ont pour effet de favoriser le développement de tout l'organisme et particulièrement celui des parois de la poitrine, développement très favorable à celui des poumons ; enfin, dans l'attention avec laquelle le médecin s'attache à combattre, dès qu'ils apparaissent, ces mouvements sanguins qui, vers l'âge de puberté, font si facilement passer à l'état de ramollissement des tubercules que, sans cette cause déterminante, on aurait souvent vus rester, même jusqu'à un âge avancé, à l'état cru, à l'état latent. Il est juste aussi de reconnaître que les parents prennent ordinairement la précaution, d'ailleurs très sage, de ne pas mettre au collége des enfants dont l'état de santé donne d'avance des inquiétudes sérieuses.

Mon opinion personnelle touchant la

fréquence de la phthisie pulmonaire dans l'enfance, étant, en grande partie, le résultat des observations que j'ai recueillies au collége, il ne sera peut-être pas déplacé de la consigner ici. Je crois donc cette maladie moins commune parmi les enfants qu'on ne le pense dans le monde, et que ne le pensent même quelques médecins recommandables. Peut-être aussi pourrait-on affirmer qu'elle est généralement moins commune de notre temps qu'autrefois, ce qu'il serait facile d'expliquer par les soins hygiéniques très nombreux dont l'enfance est entourée aujourd'hui.

Si l'erreur que je viens de signaler est aussi évidente pour les autres que pour moi, on pourrait en trouver la cause et l'excuse dans l'inexactitude des travaux statistiques publiés à ce sujet, et voici d'où peut résulter cette inexactitude : la phthisie pulmonaire est une maladie chronique ordinairement de longue durée; celui qui en est atteint fait souvent de nombreux séjours dans le même hôpital avant qu'elle soit parvenue à sa dernière période, et dans les premiers temps, enfin, son diagnostic est quelquefois obscur. On conçoit très facilement que le médecin qui recueille les observations d'après lesquelles doivent être établis les tableaux statistiques, soit bien plus exposé à se tromper dans ses chiffres, en prenant pour des cas différents les différentes apparitions du même malade.

Des faits de médecine pratique d'une aussi haute importance que ceux que je viens de mentionner, comporteraient sans doute de plus longs développements ; mais en voilà assez, je pense, pour rassurer les familles qu'alarment toujours les catarrhes souvent difficiles à guérir, et dont le retour est fréquent ; ainsi que pour fournir à la science de nouveaux faits à l'appui de l'opinion des praticiens qui n'admettent pas que le catarrhe pulmonaire chronique, ou ce que l'on nomme vulgairement un rhume négligé, puisse donner lieu à la formation de tubercules.

Je n'ai point à indiquer ici le traitement des affections catarrhales des poumons, mais je dois dire à ce sujet que, lorsque je n'ai pu réussir par l'emploi longtemps continué des boissons et des bouillons pectoraux, des potions opiacées, des rubéfiants et même des vésicatoires, j'ai souvent eu recours avec succès à un emplâtre de poix de Bourgogne, saupoudré de 30 à 40 centigrammes de tartre stibié, et placé entre les deux épaules. Il est à remarquer que cette application excite une douleur beaucoup moins vive chez les enfants que chez les adultes.

Chez quelques enfants, le catarrhe pulmonaire, plus intense, est parfois suivi de réaction sur le système sanguin et sur d'autres appareils organiques; il y a alors *fièvre catarrhale;* aucune de celles que j'ai observées n'a été grave.

La *coqueluche* est plus particulière à l'enfance : un ou deux élèves seulement en sont atteints chaque année. C'est une des affections pour lesquelles les parents retirent assez volontiers, pour quelque temps, leurs enfants du collége, persuadés, parfois avec raison, que le changement d'air leur sera favorable.

L'*ophthalmie* consiste essentiellement dans la phlegmasie d'une membrane muqueuse, qui n'est qu'une continuation de celle dont les voies aériennes sont tapissées : pour cette raison l'ophthalmie peut prendre place dans ce chapitre. C'est une maladie qui fournit habituellement des cas peu nombreux à mon observation; quelquefois il est assez difficile de la guérir, parce qu'elle tient, chez les uns, à un principe scrophuleux ; chez les autres, à de trop longues lectures que, malgré nos conseils, ils ne veulent pas s'interdire.

A tous les âges, les maladies de l'appareil digestif forment la plus grande catégorie de celles dont l'humanité est affligée, et en sont souvent aussi les plus graves. Dans l'enfance, cet appareil d'organes est encore plus facilement impressionnable, les sympathies qui existent entre eux et les autres viscères étant plus aisées à exciter. Ces maladies doivent donc être plus communes et plus dangereuses à cet âge qu'à tout autre, par rapport, soit à l'altération des parties qui en sont le siége, soit à celle qu'elle propage sympathiquement dans le cerveau ou dans tout autre organe essentiel à la vie.

A tous les âges aussi, l'oubli fréquent des règles de l'hygiène, et principalement de la tempérance, est, sans contredit, la cause la plus commune de ces maladies; c'est, conséquemment, par la vie régulière que les élèves mènent au collége que s'explique le petit nombre, *relatif*, et surtout le peu de gravité des affections de ce genre que j'ai été à même d'observer.

Après les lésions de l'appareil respiratoire, ce sont celles de l'appareil digestif pour lesquelles j'ai été le plus fréquemment consulté et celles que j'ai le plus souvent, je pourrais dire presque uniquement observées, sont les angines, les gastrites, les entérites et les colites. La première et la dernière de ces diverses phlegmasies ont été les plus habituelles.

Les *aphtes* doivent être rangés parmi les maladies de l'enfance, puisque c'est à cet âge qu'ils sont le plus généralement observés. Les pathologistes admettent que le tempérament lymphatique et une constitution faible y prédisposent, et qu'une mauvaise nourriture, une température habituellement humide sont pour l'ordinaire ce qui les détermine.

Pendant les dernières années qui viennent de s'écouler, je n'ai vu à l'infirmerie que très peu d'élèves atteints d'aphtes ; deux ou trois par an tout au plus. Cependant il en est un assez grand nombre qui se trouvent dans les conditions prédisposantes signalées par les auteurs. Un régime suffisamment substantiel et les exercices fréquents préviennent sans doute le développement de cette maladie.

L'angine ne s'est fait remarquer que par sa fréquence ; elle a toujours été sans gravité ; il est rare qu'il ne se présente pas à la visite du matin quelques élèves qui se plaignent d'un peu de mal de gorge ; nos variations de température en sont la cause la plus ordinaire. Quelques tasses de lait coupé avec une décoction de racine de guimauve suffisent pour les guérir ; il n'arrive pas une fois par mois que pour cette maladie je sois dans la nécessité de les retenir à l'infirmerie, ou de recourir à quelques moyens plus actifs.

La *gastrite*, la *gastro-entérite* se sont montrées moins souvent que l'angine, mais elles ont beaucoup plus souvent forcé les enfants qui s'en trouvaient atteints, à garder le lit. Il est, au reste, un assez bon nombre d'élèves qui sont entrés au collége avec une prédisposition à ces maladies.

La *colite* est commune dans les colléges, de même que partout ailleurs, pendant les mois de juillet, d'août et de septembre. Les fruits qui ont si rarement dans les villes un degré de maturité convenable, consommés en trop grande abondance, sont le plus ordinairement la cause de cette maladie; je crois cependant qu'elle se développe encore, plus souvent même qu'on ne le pense, sous la seule influence de certaines conditions météorologiques plus difficiles à apprécier dans leurs effets. C'est ainsi, du moins, que l'on peut se rendre compte de colites avec diarrhée, et même avec dyssenterie, dont sont affectés des individus qui n'ont mangé que très peu de fruits, ou qui même n'en ont pas mangé du tout.

Quelques enfants sont atteints de coliques qui ne dépendent pas d'un état inflammatoire, mais seulement d'un état de spasme ou d'une accumulation de gaz ou de matières stercorales dans les intestins; il est rare que ces coliques ne cèdent pas à l'usage des fomentations et des lavements émollients, aux boissons rafraîchissantes, au petit lait, à la tisane de veau.

La *constipation* n'est pas une maladie commune parmi les enfants; elle n'en doit pas moins dans tous les cas être combattue avec soin, car l'échauffement qui l'accompagne peut avoir beaucoup d'inconvénients dans le jeune âge. Quand elle se présente comme complication pendant la marche d'une fièvre aiguë grave, elle est peut-être plus dangereuse encore, car elle

favorise l'apparition des phénomènes cérébraux ; dans tous les cas, il importe
donc de la faire disparaître, ce qui est
d'autant plus facile que les laxatifs, les
purgatifs même, conseillés en pareils cas,
peuvent servir à remplir en même temps
d'autres indications également essentielles.

Je n'ai presque jamais traité ces diverses phlegmasies de la muqueuse digestive, autrement que par les boissons délayantes, les topiques émollients et la
diète. Rarement ai-je eu recours aux émissions sanguines, et jamais je n'ai prescrit
de vomitifs.

En général, avec les enfants, on doit
être circonspect quant à l'emploi de certains remèdes énergiques, surtout dans
le traitement des maladies du tube digestif ; et voici pourquoi : outre les
causes que j'ai signalées de la gravité de
ces maladies, il en est une autre qu'il ne

faut pas perdre de vue, c'est l'état de faiblesse, l'état maladif, auquel l'estomac et
l'intestin peuvent être condamnés pour la
vie entière par ces phlegmasies, lorsqu'elles se sont fréquemment répétées,
ou lorsque l'on a abusé pour leur traitement de certains remèdes énergiques, tels
que les émissions sanguines trop co-
pieuses, les vomitifs, le sulfate de quinine, etc.

La fièvre n'est souvent qu'un symptôme de l'inflammation des différents
points de la muqueuse qui tapisse le tube
digestif : examinons le caractère de cette
maladie si fréquente, et les remèdes qui
peuvent la combattre heureusement.

Que les fièvres soient symptômatiques
ou essentielles, elles sont assez fréquentes
chez les enfants, surtout les premières,
en raison de l'excitabilité nerveuse et de
la facilité avec laquelle agissent les sympathies à cet âge.

Pendant la seconde enfance, à laquelle appartiennent les plus jeunes élèves des colléges, ce sont les fièvres muqueuses qui prédominent, tandis que, vers l'âge de la puberté, alors que le système sanguin commence à prendre de la supériorité, ce sont les fièvres inflammatoires.

J'ai traité quelques malades atteints de fièvre intermittente, presque toujours à type tierce. En général, les enfants chez lesquels elles se déclarent, nous viennent des départements où elles sont plus ou moins endémiques. Au printemps et même en automne, ces fièvres sont aisément coupées à l'aide du sulfate de quinine pris pendant cinq ou six jours tout au plus, à la dose de 40 centigrammes en deux fois, et le jour de rémission seulement. Le malade avale d'abord ce sel dans une cuillerée de lait, et boit encore une tasse de lait immédiatement après. Cette manière d'administrer le sulfate de quinine réussit on ne peut mieux ; les enfants le prennent sans répugnance sous cette forme, et, à cet âge surtout, les sucs gastriques suffi- sent parfaitement pour le dissoudre.

Enfin, il est un état fébrile qui nous a parfois inquiétés, et qu'il est utile de mentionner, d'abord parce que rarement l'année s'écoule sans que j'aie à l'obser- ver cinq ou six fois au moins, et ensuite parce qu'il est particulier aux enfants.

Ceux qui arrivent à l'infirmerie dans cet état semblent atteints de tous les pro- drômes des fièvres aiguës graves; la tête est douloureuse et lourde; la figure abat- tue; il y a propension au sommeil, pros- tration et quelquefois même un peu de délire; parfois l'abdomen est légèrement ballonné, le ventre serré, ou bien il y a un peu de diarrhée; le pouls est fébrile, la peau sèche et chaude.

Un adulte qui entre à l'Hôtel-Dieu dans cette situation, parcourt presque cons- tamment toutes les phases d'une fièvre typhoïde, ce qui tient évidemment à l'âge du malade. Mais il n'en est pas de même à l'infirmerie du collége, où il est rare qu'une médication assez simple ne fasse en quelque sorte avorter cet état morbide, et qu'après quatre ou cinq jours les jeunes malades ne puissent, sans danger, reprendre leurs études.

La cause de cette différence tient évidemment à l'âge; la force médicatrice étant plus puissante à cette époque de la vie que les enfants passent dans les colléges, une médecine presque uniquement expectante peut suffire dans le plus grand nombre de cas ; plus tard il n'en sera pas ainsi. Depuis longtemps, au reste, on a remarqué que le délire est moins alarmant dans l'enfance que dans un âge plus avancé.

Le traitement consiste dans le repos, la diète, l'usage de quelques boissons délayantes, l'application de cataplasmes émollients sur l'abdomen, de sinapismes sur les membres, et, si l'intensité du mal le réclame, de six à dix sangsues à l'épigastre, à l'anus ou aux extrémités.

Quant aux fièvres aiguës graves, aux fièvres typhoïdes, elles ont été rares ; je ne pourrais en compter en moyenne que deux ou trois par année.

Il en est de même des affections cérébrales proprement dites, auxquelles cependant les enfants, et surtout ceux qui font leurs études, sont, comme on sait, prédisposés. La rareté de ces maladies dans le collége de Lyon doit, je crois, être attribuée à la température modérée qui règne dans le quartier où il est situé, ainsi qu'à la bonne distribution des études qui exigent sans doute une grande application, mais qui sont assez souvent interrompues ou suspendues pour des travaux moins sérieux, pour les repas, les récréations, etc.

On observe chez les enfants une maladie, ordinairement peu grave, que contractent presque exclusivement ceux qui ne savent pas toujours mesurer sur leurs besoins réels la quantité des aliments qu'ils prennent, surtout lorsqu'on leur donne avec trop de complaisance les mets qui leur plaisent; je veux parler de l'*indigestion*. C'est surtout le lendemain des sorties que j'ai vu assez souvent arriver à l'infirmerie quelques élèves atteints de ce mal, contracté la veille dans leurs familles ou chez leurs correspondants. Il est fort rare, d'ailleurs, que ces indigestions ne cèdent pas à un ou deux jours de diète, et à l'usage de quelques infusions de fleur de tilleul.

L'existence des *vers* dans le tube digestif est, tout le monde le sait, bien plus commune dans l'enfance qu'à toute autre phase de la vie. Mais, de toutes les maladies, c'est peut-être celle dont l'histoire laisse régner le plus d'erreurs dans l'esprit des gens du monde, et même dans celui de quelques médecins.

Voici, au reste, quelles sont les remarques que j'ai faites à ce sujet :

Dans les colléges on observe moins souvent qu'ailleurs des cas de vers intestinaux, et cela doit être : l'imperfection des digestions est le plus habituellement la cause de la formation des vers ; or, ces mauvaises digestions proviennent presque toujours d'écarts des règles de l'hygiène, qui ne sauraient avoir lieu dans les colléges bien organisés ; les vers ne peuvent donc s'y montrer que rarement.

Quant au degré de fréquence de cette maladie, il m'arrive deux ou trois fois par an, à l'infirmerie du collége, de prescrire des vermifuges un peu actifs, et ç'a toujours été pour des enfants chez lesquels l'existence des vers avait été constatée *de visu.*

Les symptômes de cette affection, disent les auteurs, sont nombreux, variés et incertains. Je crois cette opinion mal fondée, et son inexactitude provient de ce que ces auteurs ont mal à propos noté comme symptôme de l'existence des vers des phénomènes appartenant à d'autres maladies compliquées parfois, il est vrai, de la présence de ces entozoaires. Or, à ce compte, ils auraient pu ranger dans cette catégorie un bien plus grand nombre encore de symptômes *variés et incertains* de l'existence des vers dans le tube digestif. — Quant à moi, je n'ai observé sur aucun enfant des phénomènes graves qui résultassent évidemment de cette cause ; le plus souvent ceux qui avaient rendu des vers, et auxquels j'ai administré des vermifuges, continuaient volontairement leurs études, fort peu incommodés, comme on le voit, par la présence de ces animaux, quoiqu'ils en rendissent souvent.

Lorsque, dans le cours d'une fièvre aiguë, j'ai cru devoir prescrire des vermifuges qui me paraissaient indiqués, non par ces symptômes incertains dont je viens de parler, mais seulement par l'évidence du fait; je n'ai jamais obtenu, au point de vue de la maladie principale, de résultats satisfaisants que je pusse directement attribuer à la médication antivermineuse.

Très souvent enfin je suis pressé par les parents d'ordonner des vermifuges à des enfants qui, m'assure-t-on, sont sujets aux vers et ont l'habitude de ces remèdes. Eh bien! ces enfants se sont toujours bien trouvés du soin que j'ai pris de leur faire perdre cette habitude, que je ne considère pas comme sans inconvénients pour la santé.

De tous ces faits, je me crois en droit de conclure que les vers sont beaucoup moins communs et causent beaucoup moins d'accidents graves qu'on ne se le persuade généralement.

Pendant l'enfance, la peau est douée d'une sensibilité assez vive qui la prédispose à plusieurs maladies. Les unes sont spéciales à cette première époque de la vie ; ce sont les engelures et la plupart des exanthèmes fébriles, tels que la rougeole, la scarlatine, l'urticaire, la miliaire, la roséole, etc. Les autres s'observent à tous les âges ; il en est beaucoup qui prennent un caractère chronique, et de ce nombre sont principalement les dartres.

En général, les maladies de la peau, quelle qu'en soit la nature, sont moins graves dans l'enfance et la première jeunesse que dans un âge plus avancé. Si, plus exquise alors, la sensibilité de ce tissu le rend plus susceptible de céder aux influences extérieures, il est à croire aussi que cette disposition physiologique favorise également la résolution des maladies qui en étaient résultées.

Je vais les examiner rapidement, en commençant par les engelures, qui, si elles ne sont pas le plus grave des maux auxquels le jeune âge est sujet, en sont assurément un des plus communs.

Les *engelures* constituent une maladie particulière à la jeunesse et surtout à l'enfance. Quoiqu'elle ne soit pas grave de sa nature, on ne doit pas moins chercher à la prévenir, car elle est un mal, et dans certains cas, rares il est vrai, elle peut avoir des suites assez fâcheuses. Ainsi, l'enfant dont les doigts ou les orteils sont plus ou moins couverts d'engelures, est dans un état de malaise, parfois même de souffrance, qui gêne ses mouvements et nuit à son travail. Or, s'il ne suit aucun traitement, ou s'il en suit un mauvais, les doigts ou les orteils peuvent s'ulcérer, l'inflammation peut se terminer par des escharres, et rendre impossible tout mouvements dans la partie affectée ; cette dernière terminaison est heureusement fort rare.

Les auteurs citent des cas où les enge-lures ont été dépuratives et préservatrices de maladies plus fâcheuses; d'autres où elles ont été critiques ; d'autres enfin où, par l'effet de leur répercussion, elles ont cédé la place à des affections de nature à compromettre l'existence de ceux qui en étaient atteints. Mais, pour n'être point accusé d'attribuer aux engelures plus d'importance qu'elles n'en ont réellement, je m'empresse de convenir que les ulcères et les escharres, ordinairement dus à l'in-tensité prolongée d'une température mal-saine, ou a de trop étroites chaussures, guérissent naturellement et sans peine dès que ces deux causes ont disparu.

Quant aux répercussions dangereuses, dont parlent quelques écrivains, elles sont au moins fort rares, et, durant huit an-nées de pratique, je n'en ai pas observé un seul cas. On conçoit cependant que la répercussion peut avoir lieu pour les en-gelures, ainsi que pour toute autre maladie, mais il ne faut pas qu'une crainte exagérée empêche de soulager les douleurs qu'elles occasionnent.

Chaque année, il se présente en moyenne une trentaine d'élèves qui viennent à l'infirmerie pour les engelures, et, sur ce nombre, il n'en est que deux ou trois au plus qui soient obligés d'y rester par besoin de repos.

La *rougeole,* la *scarlatine,* l'*urticaire,* la *miliaire,* la *roséole,* etc., sont tout à fait spéciales à l'enfance, et ne se contractent pas moins fréquemment dans les colléges les mieux organisés que dans les familles; mais je suis convaincu que dans les colléges elles sont beaucoup moins dangereuses, et la raison en est facile à concevoir. Cela tient d'abord au régime de ces établissements, qüi, bien mieux qu'on ne peut le faire dans les familles, mét les enfants, sous le rapport de l'hygiène, à l'abri des écarts auxquels on peut généralement attribuer les accidents, plus ou moins fâcheux , qui viennent compliquer la marche de ces maladies. Ensuite, un médecin , qui , attendu le grand nombre d'élèves auxquels il donne ses soins , est bien vite averti du caractère des maladies régnantes , est moins exposé , par cela même, à commettre des erreurs de diagnostic.

De toutes les fièvres exanthématiques, la *rougeole* est celle que je suis le plus souvent appelé à observer. Deux fois seulement dans huit années , elle s'est présentée sous la forme épidémique ; et dans ces deux circonstances il y a eu, durant deux ou trois mois , une quinzaine de malades couchés à l'infirmerie ; le plus habituellement la rougeole s'est montrée comme maladie régnante , ou simplement comme maladie sporadique. J'ai observé beaucoup moins souvent la scarlatine et les autres fièvres éruptives : très rarement ces maladies ont été assez intenses pour me causer de l'inquiétude, et aucun cas n'a été mortel.

J'ai observé un cas de *variole* et trois de *varioloïde*. Les quatre enfants qui en ont été atteints portaient des cicatrices attestant qu'ils avaient été vaccinés. Aucun d'eux n'a été dangereusement malade.

Je n'ai que fort peu de choses à dire des maladies de la peau communes à tous les âges. Celle qui a le plus particulièrement fixé mon attention est l'*érysipèle facial*.

Il est rare qu'une année s'écoule sans que j'aie à traiter deux ou trois élèves atteints de cette maladie, et c'est d'ordinaire aux approches de la puberté qu'elle se manifeste.

Dans tous les âges, l'érysipèle a de la tendance à se compliquer de phénomènes cérébraux; or, cette tendance doit être plus grande encore chez les jeunes gens, qui, par le fait seul de leur âge et des études auxquelles ils se livrent, sont déjà prédisposés aux affections cérébrales. Pour que cette maladie n'ait pas le temps de s'aggraver, il faut donc, dès qu'elle se déclare, se hâter de l'attaquer par des moyens énergiques.

Quatre enfants ont été traités du *zoua;* un chiffre aussi insignifiant n'autorise certainement point à ranger cette éruption au nombre des maladies de l'enfance; je dois cependant mentionner une remarque que j'ai faite chaque fois à son sujet, c'est qu'elle est moins grave dans la jeunesse qu'à un âge plus avancé; la douleur brûlante qui l'accompagne, et qui est souvent insupportable pour quelques adultes, est surtout beaucoup moins vive chez les enfants.

Il se présente assez souvent à ma visite un ou deux élèves atteints de *panaris.* Ce sont ordinairement des plus jeunes, et il est rare que le mal s'étende au delà du derme.

Après l'époque de la puberté, quelques jeunes gens, d'une constitution forte, sont affectés d'une éruption de boutons assez nombreux, et qui ont particulièrement leur siége à la face, sur la poitrine, etc. A l'aide de bains, de boissons délayantes et d'un régime adoucissant, on guérit ou du moins on atténue cette éruption chronique, qui cependant, quoi que l'on fasse, devient constitutionnelle chez certains individus.

Les *maladies dartreuses* sont communes à tous les âges, et le sont même beaucoup plus qu'on ne le croit généralement, parce qu'il est un grand nombre de personnes qui, par un sentiment de honte que l'opinion justifie, cachent cette affection autant qu'elles le peuvent. Durant l'enfance elle est moins fréquente et ordinairement moins grave que plus tard ; enfin elle se montre moins souvent dans les colléges que partout ailleurs. L'état physiologique du derme chez les jeunes gens, les soins dont les collégiens sont l'objet, la propreté dont on les entoure et celle que l'on exige d'eux, ainsi que leur régime alimentaire en sont, sans aucun doute, les principales causes.

Je dois cependant dire un mot d'une sorte de dartre furfuracée fort bénigne, qui se manifeste sur toute l'étendue du derme, mais surtout à la face. Cette éruption a ordinairement lieu au printemps. En 1844, elle a régné presque épidémiquement parmi nos élèves; une centaine d'entre eux en furent atteints. Elle est apyrétique, et s'accompagne seulement d'une démangeaison incommode, mais elle n'est jamais grave, et aucun élève n'en a été alité. L'usage des boissons délayantes, les bains et un régime doux, ont suffi pour guérir cet exanthème dont la durée moyenne est de vingt à trente jours.

Je n'ai observé que deux cas réellement graves d'affection herpétique ; ils consistaient, l'un en une dartre crustacée, de la largeur d'une pièce de cinquante centimes, située au centre de la joue droite, et qui avait été déterminée par un éclat de poudre fulminante ; l'autre en une dartre furfuracée et pustuleuse qui couvrait la surface du corps et des membres, la face seule exceptée. La médication employée pour le premier de ces malades n'a eu que des résultats palliatifs ; j'ai obtenu plus de succès pour le second, que j'ai traité dans sa famille.

La vicieuse conformation des ongles, et particulièrement de ceux qui sont rentrés dans les chairs, produit une maladie douloureuse et souvent difficile à guérir. Il importe donc de la prévenir, et le moyen en est simple : 1° les soins de

propreté ; 2° l'usage de chaussures suffisamment larges surtout au niveau des
orteils ; 3° enfin et surtout la précaution
de couper les ongles carrément, de manière que leurs bords latéraux restent
toujours assez longs pour que les chairs
voisines ne puissent point passer par
dessus. On voit combien il est essentiel
qu'il y ait dans un collége une salle destinée et appropriée à la toilette des pieds,
ainsi qu'une personne chargée de surveiller tous ces petits détails.

Chaque année je vois deux ou trois enfants au plus qui réclament des soins
pour des vices de conformation de ce
genre. Mais maintenant qu'un local est
spécialement affecté à l'usage dont je
viens de parler, j'espère que cette incom-
modité, qui est quelquefois assez grave,
disparaîtra tout à fait. Il en est de même,
sous bien des rapports, des orteils che-
vauchés les uns sur les autres.

Les maladies du *système sanguin* sont moins communes à Lyon que dans beaucoup d'autres pays, qu'à Paris même; ce qui s'explique par la légère prédominance du système lymphatique que l'on remarque dans le tempérament des Lyonnais.

Je vais néanmoins jeter un coup d'œil sur le petit nombre de maladies de cette nature que j'ai eu l'occasion d'observer.

La *pléthore* est un état morbide que l'on observe quelquefois parmi les collégiens; tantôt elle est locale, et c'est la tête qui, le plus souvent, en est le siége; elle est la cause, dans une grande proportion, des douleurs de tête dont se plaignent les enfants. Tantôt elle est générale, et l'on pourrait la prendre alors pour le début d'une affection fébrile grave. Dans l'un et l'autre cas, une hémorrhagie nasale vient parfois fort heureusement guérir le malade; mais cette hémorrhagie ou épistaxis, trop abondante ou de trop longue durée, peut dégénérer elle-même en une maladie essentielle qui réclame une médication particulière. Il est rare, au surplus, que ce fait se présente au collége plus de trois ou quatre fois par année. — En général, je me presse peu d'arrêter ces hémorragies, et je n'ai jamais eu lieu de m'en repentir. Elles sont presque toujours un bénéfice de nature, qu'il ne faut pas contrarier tant qu'il ne dépasse pas certaines limites.

Quant les épistaxis n'ont pas lieu, ou sont insuffisantes, les différents accidents de la pléthore disparaissent facilement en trois ou quatre jours au plus, au moyen d'une application de quelques sangsues, de sinapismes, de boissons délayantes et de la diète.

Sans aucun doute, cette disposition de la jeunesse aux maux de tête et aux épistaxis, tient à l'âge, et se rencontrerait dans toute autre position que celle d'étudiant. Mais il faut reconnaître aussi que l'étude est une cause de plus du même effet, et que, par conséquent, la prudence exige qu'on apporte une certaine attention à ces accidents.

Les *palpitations* ne sont pas un état morbide très rare chez les enfants; mais, sur quarante, par exemple, qui en sont atteints, il en est à peine un chez lequel elles soient un symptôme d'anévrisme. Presque toujours elles sont purement nerveuses et nullement inquiétantes; l'élément sanguin ne joue alors qu'un rôle secondaire, mais qui doit cependant être pris en considération dans le traitement. Je vois en moyenne, à l'infirmerie du collége, un ou deux élèves par an qui se plaignent de cette affection; je leur prescris un régime adoucissant; je leur fais appliquer de trois à six sangsues, suivant l'âge, et je les mets quelquefois à l'usage de la digitale.

J'ai remarqué que chez les enfants la

guérison des palpitations est plus souvent un effet de l'âge qu'un effet des remèdes : on voit cette affection résister pendant plusieurs années à tous les médicaments, puis disparaître comme spontanément et avec promptitude, à l'occasion d'une révolution heureuse et rapide qui s'opère dans le développement de l'organisme.

Les enfants se plaignent parfois de *douleurs* dans diverses parties du tronc ou des membres. Ces douleurs tiennent à la croissance, et disparaissent spontanément.

Vers l'âge de la puberté, elles se manifestent quelquefois aux mamelles et s'accompagnent d'une légère tuméfaction de la glande, ainsi que du tissu cellulaire environnant ; c'est le *poil* ou *mastite*, espèce d'engorgement inflammatoire qui ne nécessite guère l'emploi des antiphlogistiques.

Il arrive de temps à autre que les extrémités inférieures sont le siége de douleurs qui se font ressentir dans la région iléo-fémorale, ou dans l'articulation tibio-fémorale ; sans doute on peut les attribuer à la croissance ; mais elles peuvent être aussi un des premiers symptômes d'une maladie de la hanche, ce qui serait très grave. Avec un peu d'attention, il est facile d'éviter ici une erreur qui pourrait avoir de sérieuses conséquences.

Les maladies du système lymphatique sont communes chez les enfants, et il en est plusieurs qui sont souvent meurtrières pour eux. Les cas qui s'en sont présentés au collége n'ont été heureusement ni nombreux ni graves, eu égard au grand nombre d'élèves qu'il renferme. Voici, au reste, quelles sont les observations que j'ai eu occasion de faire à ce sujet :

Très peu d'enfants m'ont offert des symptômes de *scrophule* ; on n'en compte

guére chaque année qu'une demi-dou-
zaine environ; ce sont pour l'ordinaire
des engorgements des glandes maxillaires
ou cervicales, quelques ophthalmies, quelques légères déformations des os. Ces lésions sont le plus souvent peu pronon-
cées, et il est rare que les études des élèves
chez lesquels elles se déclarent aient à en
souffrir. En général, par l'effet, soit des
forces que l'organisme acquiert avec
l'âge, soit des soins hygiéniques, soit des
moyens thérapeutiques, l'état maladif de
ces enfants se guérit, ou du moins s'a-
méliore sensiblement pendant leur séjour
au collége.

Il est une maladie lymphatique que je
pourrais ici passer sous silence parce
qu'elle n'est particulière ni à l'enfance ni
à la jeunesse, et parce que les cas que
j'en ai observés ne m'ont rien offert de
remarquable, soit au point de vue de
leur fréquence, soit pour leur traitement, si ce n'est toutefois, sous ce der-

nier rapport la facilité avec laquelle le mal cède d'ordinaire aux frictions faites avec la pommade d'hydriodate de potasse. Je n'ai observé cette maladie que quatre ou cinq fois environ par année; encore ne consiste-t-elle habituellement qu'en un léger engorgement thyroïdien qui mérite à peine son vrai nom.

Je tiens néanmoins, par cela même, à constater le peu de cas de cette nature qui se présentent au collége, comme un fait propre à détruire l'opinion, trop accréditée, que l'eau du Rhône est une des causes qui produisent le *goître*. Rien, en effet, démontre-t-il mieux l'inexactitude de cette opinion, qu'une réunion de plus de *trois cents personnes* qui ne boivent d'autre eau que celle de ce fleuve, qui, assurément, boivent plus d'eau que de vin, et chez lesquelles pourtant il est difficile d'en rencontrer chaque année quatre ou cinq qui soient atteintes de cette maladie, qui n'en sont atteintes qu'à un degré extrêmement faible , et dont plusieurs même , l'ayant apportée en entrant au collége , n'en avaient plus aucune trace lorsqu'elles en sont sorties ?

J'ai eu rarement l'occasion d'observer des *lésions du système osseux*. Trois fois seulement je me suis vu appelé à donner des conseils à des enfants dont l'épine dorsale présentait de très légères déformations.

Un seul cas de *gibbosité* s'est rencontré; c'était chez un élève qui atteignait l'âge de puberté. Ce cas était grave , et l'enfant fut obligé de quitter le collége. Ayant étudié avec soin la maladie dans ses causes, dans son mode de développement et dans sa marche, je suis demeuré convaincu que la constitution physique de cet élève était altérée par un vice scrofuleux qui n'était devenu appréciable que vers l'époque de la puberté, par une jetée opérée alors sur la région dorsale de la colonne vertébrale.

Il est un cas d'*affection lymphatique* que je crois devoir mentionner particulièrement ; c'est celui que j'ai observé chez quelques élèves qui se plaignent d'une douleur sourde à la partie supérieure et antérieure d'une jambe ou quelquefois de toutes deux : alors l'éminence tibiale, qui est le siége de cette douleur, est sensiblement plus grosse que dans l'état normal. Cet état morbide consiste dans un engorgement douloureux des tissus cellulaire et fibreux de cette région, peut-être même du tissu osseux correspondant. J'ai traité cette maladie tantôt par des calmants locaux, tantôt par les antiscrofuleux, mais jamais avec un résultat complètement satisfaisant ; elle résiste pendant des mois, même pendant des années. Jamais non plus, cependant, je ne l'ai vue prendre un caractère qui fît craindre des accidents plus graves ou qui forçât les enfants à suspendre leurs études.

L'un de ceux qui furent atteints de cette maladie l'était également d'une luxation spontanée du fémur dont la marche était fort lente; il sortit du collége, et ses parents le confièrent à un médecin orthopédiste. Cette luxation spontanée est la seule que j'aie observée parmi les élèves du collége de Lyon; une gêne peu sensible que cet enfant éprouvait déjà dans les mouvements de l'articulation iléo-fémurale droite, lors de son entrée au collége, ne me permit pas de douter que ce mal ne fût plus ancien.

Les maladies du *système nerveux* sont rares parmi nos élèves. Voici le résumé du peu d'observations que j'ai faites à cet égard.

Ayant parlé des palpitations à l'occasion des affections du système sanguin, je n'ai plus à y revenir.

J'ai vu deux ou trois fois par an des enfants atteints de quelques légers mouvements convulsifs, qui étaient symptômatiques, qui ont disparu avec facilité, et qui n'appellent ici aucune réflexion. L'ordre et la régularité qui règnent dans le collége, le tempérament légèrement lymphatique du plus grand nombre des collégiens, ainsi que leurs occupations variées et suffisamment mêlées d'exercices physiques, expliquent le peu de disposition qu'ils ont aux maladies convulsives.

Il n'en est pas de même de la *nostalgie*, malaise moral que l'on observe chaque année chez quelques élèves pendant les premiers temps de leur séjour au collége. Cette tristesse, qui s'empare des enfants éloignés pour la première fois du toit paternel, est ordinairement de peu de durée. Ce sont les camarades qui se chargent d'en opérer la guérison, et quelques récréations y suffisent. Mais il est pourtant certains de ces enfants dont le caractère plus sérieux ne se prête pas aussi facilement à l'action de ce moyen ; et comme en se prolongeant cet état douloureux pourrait compromettre leur santé, il importe de prendre des mesures propres à le prévenir ou à y porter remède.

La médecine préservatrice consiste à entourer l'enfant de tous les objets qui peuvent le distraire, le détourner des idées tristes que lui cause le regret d'avoir quitté sa famille ; à éloigner de lui tout ce qui pourrait entretenir ces idées, ainsi que le souvenir trop vif de ceux dont il est séparé ; à ne présenter enfin à ses regards que des images propres à éveiller en lui des sentiments et des pensées agréables. De là, la nécessité de lieux de récréation, de salles d'étude, etc., qui ne soient ni sombres, ni enfumés, et dont l'aspect ne fasse pas un trop grand contraste avec celui de la maison paternelle. Sous ce rapport, le collége de Lyon a beaucoup gagné dans ces dernières années : qui ne l'aurait pas visité depuis quatre ou cinq ans, aurait certes beaucoup de peine à le reconnaître aujourd'hui.

Au surplus, il serait bon que les parents prissent toujours la précaution d'amener leurs enfants au collége au moins quelques semaines avant le jour de la rentrée, afin qu'ils eussent un peu de temps pour s'habituer progressivement au nouveau genre de vie qui doit leur être imposé, et qu'ils ne fussent pas forcés de s'y conformer tout-à-coup dans le moment même où il est le plus pénible.

Mais lorsque la nostalgie est déclarée, que l'élève est continuellement triste, soucieux, morose, et qu'il s'éloigne de ses camarades, alors même que ceux-ci viennent au-devant de lui, il doit devenir l'objet de l'attention particulière, de certaines prévenances de ses maîtres qui le mettront en contact avec ceux des autres enfants pour lesquels il paraît avoir le plus de sympathie, avec des parents, des compatriotes, s'il s'en trouve dans la maison; et, si l'on parvient à lui faire prendre part aux amusements de tous, la guérison est assurée : la nostalgie s'affaiblit de jour en jour et disparaît bientôt tout à fait au milieu des jeux.

Toutefois j'ai vu, mais très rarement, des enfants que rien n'a pu distraire, et qu'on a été forcé de renvoyer dans leurs familles. C'étaient, en général, des sujets d'un tempérament bilieux bien prononcé, et qu'il eût été dangereux de garder longtemps dans cet état. De même que tous les sentiments tristes, la nostalgie favorise à la longue la congestion sanguine dans les viscères, et peut devenir une cause éloignée de maladie organique.

De tous les maux qui affligent l'enfance, qui portent une grave atteinte au développement de ses forces physiques et qui affaiblissent sensiblement ses facultés intellectuelles, le plus terrible est incontestablement ce vice honteux qui flétrit le corps et l'ame; maladie morale difficile à prévenir, plus difficile encore à réprimer, et dont les conséquences toujours funestes, sont souvent effroyables. Il est juste de dire aussi que ce vice semble être aujourd'hui beaucoup moins commun que par le passé, non-seulement dans les établissements publics, mais même dans les familles.

Toutefois, pour ne pas dépasser l'enceinte du collége de Lyon, je ferai observer que je me vois, rarement d'ailleurs, dans l'obligation de donner des conseils à des élèves qui ont contracté cette odieuse habitude. Si, de loin en loin, il en est quelques uns qui paraissent en souffrir au physique ou au moral, ce sont toujours des enfants arrivés avec ce mauvais penchant; et lorsque le régime nouveau qu'ils sont forcés de suivre, ainsi que les sages et paternelles exhortations des supérieurs sont impuissants à détruire le mal, il est rare que ceux qui en sont atteints restent longtemps dans la maison. Ils sont d'un trop pernicieux voisinage, et l'on saisit la première occasion qui se présente, pour les renvoyer à leurs parents.

Quant aux moyens mis en usage afin de prévenir cette maladie, on les trouve suffisamment indiqués dans ce que j'ai rapporté de l'histoire du collége, dans ce que j'ai dit de la surveillance dont les élèves sont incessamment l'objet, dans les occupations variées et nombreuses qu'on leur impose, dans la nature et la distribution même de leurs travaux, de leurs études et de leurs récréations. En un mot, c'est le mal dont, aux yeux des élèves, on semble s'occuper le moins, et dont, en réalité, on s'occupe avec la plus vigilante persévérance.

Les *contusions*, les *entorses*, les *piqû-*

res, coupures et autres blessures diverses, peuvent être considérées comme des accidents particuliers aux élèves des colléges, et, en général, des grands pensionnats. Une sévère discipline peut empêcher que ces accidents ne se renouvellent souvent, elle peut prévenir des blessures graves, mais elle ne saurait aller plus loin, attendu que, si elle y prétendait, le seul moyen serait de condamner ces jeunes gens à une inaction qui aurait des conséquences bien plus fâcheuses que les contusions auxquelles ils sont assez fréquemment exposés.

Les cas de chirurgie les plus graves que j'ai eu à traiter ont consisté en deux fractures de l'avant-bras, et en une hémorrhagie résultat de l'ouverture d'une artériole de l'articulation radio-carpienne. Leur traitement suivi de guérison n'a rien offert qui mérite d'être noté, si ce n'est que l'un de ces élèves dont la fracture avait eu lieu à l'occasion d'une chute qui ne semblait pas faire craindre un résultat aussi funeste, se fractura de nouveau le bras quelques mois après, étant dans sa famille, et à la suite d'une nouvelle chute telle qu'en font fréquemment les enfants, sans qu'il en résulte le moindre mal. Il est permis de penser qu'un premier degré de friabilité prédisposait cet enfant aux fractures.

Au surplus, depuis plusieurs années, aucun accident d'une réelle importance ne s'est présenté à moi, et ceux que j'ai observés étaient trop simples pour que nous nous y arrêtions. Je remarquerai seulement que le repos de la partie atteinte et les topiques résolutifs et émollients ont presque toujours suffi dans des cas de contusion ou d'entorse, lorsque dès le principe, on aurait pu croire qu'une évacuation sanguine locale serait nécessaire.

Il y a plus de force résolutive dans l'organisme en proportion de la jeunesse du sujet, par conséquent, à degré égal d'inflammation, j'ai recours aux émissions sanguines chez les adultes, alors que je m'en abstiens chez les enfants.

De loin en loin, une fois par an au plus, je suis consulté pour des enfants porteurs de *hernie*, maladie qui n'a de remarquable dans la jeunesse et dans l'enfance que la possibilité d'une guérison radicale, que l'on obtient très rarement plus tard. Les élèves atteints de cette maladie ne peuvent se livrer aux exercices gymnastiques.

Parmi les élèves internes du collége de Lyon, la *mortalité* est très peu élevée. Nous ne comptons que deux décès depuis huit ans. L'un est celui du nommé *Arnaud*; il avait ressenti, dès son enfance, une maladie chronique du foie, qui était héréditaire; elle prenait rarement un caractère aigu, et, par conséquent, avait permis à ce jeune homme de rester au collége. Pendant les vacances de l'année 1844, à la suite de quelques écarts de régime, il tomba plus sérieusement malade, et fut ramené au collége pour y être traité, comme il l'avait été déjà plusieurs fois; mais son état empira rapidement, et il mourut quelques jours après. La seconde perte que le collége a faite est celle du jeune *de Rostaing*, sur lequel une honorable famille fondait, avec raison, beaucoup d'espoir, et qui, dans le courant du premier semestre de 1845, a succombé à la suite d'une fièvre typhoïde de forme ataxique.

Une mortalité aussi faible, comparativement à une population aussi considérable et pendant un aussi grand laps de temps (huit années), est un fait que je crois pouvoir avancer comme une preuve irrécusable de la valeur de toutes les conditions hygiéniques que les élèves rencontrent au collége de Lyon.

L'auteur d'un livre publié en 1845, instruit sans doute de cet heureux résultat, a dit en parlant du collége de Lyon :

« On ne saurait déduire de conséquence
» du tableau, nécessairement fort peu
» chargé, de la mortalité; quand les en-
» fants tombent gravement malades, ils
» sont quelquefois retirés par leurs pa-
» rents et traités à domicile. »

Occupé, dans le cours de cet ouvrage,
des principes généraux de l'hygiène des
colléges, auxquels cette allégation est, jusqu'à un certain point, étrangère, je me
réservais d'y répondre dans ces dernières considérations, et je suis d'autant
plus fondé à le faire aujourd'hui, que je
retrouve la même phrase dans un nouvel
ouvrage du même auteur. On pensera sans
doute que c'est pour moi un devoir de re-
lever une telle explication d'un fait statistique aussi certain qu'honorable pour le
collége dans lequel il a été constaté.

Le médecin qui a exprimé cette manière de voir aurait expliqué le fait en
question tout autrement, si sa position lui

avait permis de voir ce qui se passe habituellement dans l'infirmerie du collége de
Lyon. Il aurait su que plus de la moitié
des élèves, appartenant à des familles qui
n'habitent point la ville, restent forcément
dans la maison lorsqu'ils tombent malades ; il aurait su que, sans y être forcés,
les autres y restent cependant d'ordinaire, les parents ayant reconnu par
leur propre expérience que leurs enfants
seraient moins bien soignés chez eux, soit
par rapport au service de l'infirmerie, qui
est parfaitement organisé, où d'ailleurs
tous les frais auxquels le traitement donne
lieu sont à la charge de la maison, soit par
rapport à la discipline qui rend ces jeunes malades beaucoup plus dociles à toutes les prescriptions du médecin. De plus,
les mères ont toute facilité de s'établir
auprès de leurs enfants, et de surveiller
par elles-mêmes les soins dont ils sont
l'objet. L'hiver dernier, entre autres faits
analogues, j'ai vu trois dames se tenir

constamment auprès du lit de leurs fils,
atteints de fièvre aiguë grave, avec délire, et ne les quitter qu'après les avoir
vus hors de tout danger.

Quant aux malades momentanément
retirés, ce sont en général des élèves atteints de maladies qui, tout en les for-
çant, il est vrai, de suspendre leurs études, sont cependant loin de les exposer
à la mort, telles, par exemple, que la
convalescence des fièvres aiguës graves,
la coqueluche, etc., il est naturel que les
parents, voyant leurs fils hors d'état de
travailler, aiment mieux les avoir auprès
d'eux que de les laisser au collége; d'où
il est, en outre, facile de conclure que ce
n'est point par des sorties de ce genre que
le chiffre de la mortalité de l'établissement
peut être abaissé.

Il arrive bien parfois que des enfants
sont retirés au début d'une fièvre aiguë,
mais jamais, ou au moins fort rarement,
lorsque la maladie est assez avancée ou

assez grave pour que l'on puisse prévoir une terminaison funeste. Si cependant alors un élève succombe, nous n'avons pas à rechercher les causes de la mort dans ces circonstances ; mais, dans tous les cas, nous croyons que le collége ne peut pas être responsable de pareilles pertes, et nous pensons qu'il a droit de manifester quelque satisfaction des heureux résultats obtenus dans le traitement des maladies quelquefois assez graves, et toujours trop nombreuses, mais inévitables, dans une maison de trois à quatre cents internes.

En ce qui concerne les heureuses dispositions qui se trouvent réunies dans ce collége, elles s'augmentent d'une manière aussi avantageuse que rapide, grace aux fortes allocations que l'administration y consacre chaque année, avec autant de générosité que de prévoyance.

Depuis 1842, il a été dépensé en moyenne environ 50,000 francs par an, pour réparations extraordinaires, c'est-à-dire en dehors des dépenses courantes et d'entretien qui se font chaque année, et dans la séance du 15 juillet dernier, le conseil académique a voté, pour l'exercice 1846-1847, des allocations plus fortes encore.

APPENDICE.

Douze mois environ se sont écoulés depuis que cet ouvrage est livré à l'impression, et quoique un tel laps de temps soit assez court lorsqu'il s'agit d'améliorations aussi importantes que celles dont je me suis occupé dans cet ouvrage, il est cependant vrai de dire qu'il en est déjà un grand nombre de réalisées par les soins prévoyants de M. de Salvandy, grand-maître de l'Université, ministre d'un mérite éminent et d'une profonde expérience dans l'administration de son département.

Parmi les importantes améliorations et les changements survenus dans ces derniers temps, je me bornerai à signaler ceux qui se rattachent directement à mon sujet, afin de rectifier certains faits qui étaient exacts au moment où j'écrivais, et qui ont cessé de l'être depuis.

Les conseils académiques ne sont plus organisés ainsi que je l'ai dit pages 31 et suivantes. Sur un rapport de M. de Salvandy, est survenue le 7 décembre 1845, une ordonnance royale portant que ces conseils cessent d'être assujettis au renouvellement annuel ; que le nombre des membres dont ils se composent sera, par le fait des extinctions, ramené à *dix*, sans compter le recteur et les inspecteurs d'académie ; et qu'il y sera ajouté un membre pris soit parmi les directeurs d'école normale primaire, soit parmi les inspecteurs primaires, pour représenter dans ces assemblées le service de l'instruction du premier degré. M. Grandperret, inspecteur des écoles primaires, a été nommé membre du conseil.

M. Soulacroix, recteur, président du conseil académique, ayant été nommé recteur honoraire et appelé à Paris comme chef de division au ministère de l'instruction publique, a été remplacé par le proviseur du collège royal de Saint-Louis, M. Lorain, haut titulaire de l'Université, officier de la Légion-d'Honneur.

M. l'abbé Pavy, doyen de la faculté de théologie et membre du conseil académique, a été élevé à l'épiscopat et appelé au siège d'Alger, digne récompense de sa haute capacité, de son savoir et de ses vertus civiles et religieuses.

La mort aussi a enlevé au même conseil un de ses membres les plus recommandables, M. Elysée Devillas, qui s'était fait un nom par sa loyauté commerciale ainsi que par les connaissances variées auxquelles il devait son admission au sein de l'académie des sciences, belles-lettres et arts.

Le service de santé a été également l'objet de la sollicitude de M. le ministre, qui, sur la proposition de M. le proviseur, a chargé un second médecin, M. le docteur Gromier, médecin des hôpitaux civils, de seconder, dans l'exercice de ses fonctions, celui qui les remplissait seul depuis huit années.

Enfin, par suite de cette fâcheuse nécessité où l'on s'est trouvé de renoncer à l'admission d'un assez grand nombre d'élèves au commencement de la présente année scholaire, le conseil académique a, sur la proposition de M. le proviseur, voté l'allocation du crédit qu'exigera l'établissement d'un nouveau quartier au second étage des bâtiments situés à l'extrémité nord du périmètre occupé par le collége. Ce nouveau quartier aura une salle spéciale de récréation.

Le sujet que j'ai traité, le but que je me suis proposé en écrivant l'*Hygiène des colléges*, sont d'une utilité et d'une importance incontestables. Je ne me dissimule point qu'une telle œuvre aurait demandé un plus profond savoir ; toutefois, le

zèle et le courage ne m'ont pas manqué pour l'accomplir, sinon avec toute la
perfection qu'elle réclamait, du moins
aussi bien qu'il m'était donné de le faire.
J'y ai apporté toute mon activité, et le
résultat d'une longue expérience, durant
laquelle ma position particulière m'a mis
à même de faire des observations essentielles sur les soins dont les élèves sont
l'objet dans les colléges bien organisés,
sur la sollicitude paternelle qui ne cesse
de les y accompagner, sur l'active prévoyance qui préside à leur santé et à leur
bien-être, sur tout ce que l'on a fait déjà
particulièrement dans notre collége, ainsi
que sur ce qu'il conviendrait de faire encore ; et, en applaudissant aux améliorations réalisées, comme en proposant celles
que je crois nécessaires, j'ai dit toute ma
pensée avec une entière franchise. Si je ne
suis pas resté trop au dessous d'un tel sujet,
si j'obtiens de mes lecteurs un bienveillant
accueil, l'intention qui m'a mis la plume

à la main sera remplie, mon ambition sera
satisfaite; et, convaincu qu'un livre conçu
dans cet ordre d'idées peut avoir la plus
heureuse influence sur le présent et sur
l'avenir de la jeunesse studieuse qui est
l'espérance du pays auquel elle doit des
citoyens éclairés et utiles, je me féliciterai
d'avoir fait un peu de bien en donnant à
de plus habiles le désir et l'occasion de
me surpasser.

FIN.

TABLE ALPHABÉTIQUE.

FIN DE LA TABLE DES MATIÈRES.

La Guillotière, imprimerie de J.-M. BAJAT, cours de Brosses, 8.